薬のいらないカラダのつくり方

免疫力を高めて健康長寿

Udagawa Kumiko
宇多川久美子

はじめに

月刊誌『サインズ・オブ・ザ・タイムズ』に三年間（二〇二〇〜二〇二二年）、連載させていただいたコラムが新たに一冊の本として命をいただきました。コロナ禍のタイミングで、いかに免疫力を高めることが大切で、健康につながるのか。そして、免疫力を高める具体的な取り組み方をお伝えする機会をいただけたことに、心から感謝しています。

日本の医療は飛躍的に進歩していると言われていますが、病気になる人の数は増え続け、それに伴い医療費も毎年膨らみ続けています。薬剤師として勤務していた私は、そんな医療の現実に疑問を感じるようになりました。

たとえば、生活習慣病は生活習慣の乱れから発症する疾患です。薬を飲むことで数値を下げることができても、原因である生活習慣を見直さなければ、治癒することはないのです。根本が正されていないので、数字合わせのために、一生薬を飲み続けなければなりません。

「人間は、生まれながらにして自らのうちに一〇〇人の名医を持っている。われわれ医師が行うべきは、これら名医の手助けにほかならない」。これは古代ギリシアの「医聖」と呼ばれるヒポクラテスが残したとされる言葉です。

ここでいう「一〇〇人の名医」とは、私たち一人ひとりが持つ、自然治癒力や免疫力にほかなりません。本来、医療従事者の務めは、生まれながらにして持っているこれらの力が最大限に発揮されるよう、手助けすることだと言っているのです。

今出ている症状は、生き方の間違いを教えてくれている「身体《からだ》の声」です。この声もまた私たちの名医が発してくれているものです。「無理をしすぎているよ」「少し休んだほうがいいよ」と。

体力を回復させて免疫力を上げようと身体は必死に訴えているのに、当の本人は、症状を抑えることばかりに目を向けて、身体の声に耳を傾けようとしません。薬で症状を抑えてみても、生き方の間違いはなかったことにはできないのです。

決して薬が不要だと言っているわけではありません。危険を回避すること、急場をしのぐことも大切です。これらは薬だからこそできる神業です。しかし、常に薬に頼り切ってしまうと、身体は生き方の間違いを教えようと声をあげることを諦め、叫ぶこともできなくなり、免疫力は低下の一途をたどります。諦めてしまうということは、抵抗力を失ってしまうということです。私たちの身体の中にいるはずの一〇〇人の名医は、その力を発揮することができません。

「この薬とは一生のおつきあいですからね。勝手にやめたりしないでくださいね」

薬剤師として働いていた私は、この言葉を一体どれだけ口にしてきたことでしょう。「一生のおつきあい」ということは、この薬は病気を治すものではなく、症状を抑えてとりあえず数値を下げるだけですから、一生飲み続けてくださいね。治ったと思って薬をやめてしまったら、すぐに数値は高くなりますよ、と言っているようなもの。その一方で、「数値」によって新たな「病人」が生み出され、薬を服用しなければならない人がどんどん増えています。

薬は今出ている辛い症状を抑えてはくれるけれど、病気を治しているのは免疫力・自然治癒力です。

栄養学博士、ボディートレーナーとしての知識も活かし、みなさんがご自身の免疫力を最大限に発揮できるよう、薬の問題点、食が私たちにもたらしてくれるもの、身体を動かすことの大切さを、できるだけわかりやすく文章にしたつもりです。

この本を通して、多くの方が忘れてしまっているご自身の中にいる一〇〇人の名医を思い出し、これならできると思えるページを見つけ、免疫力を高める一歩を踏み出してくださることを心から願っています。

宇多川久美子

目次

第2章 免疫力を高める食

第3章 免疫力を高める運動

カバーイラスト・本文イラスト　ヤマグチカヨ

第1章

免疫力と健康

第1章では、「健康の自立」を目指してお話をしていきます。この本を通して、みなさんのお薬が1つでも減るヒントが見つかることを心から願っています。

「病院に行く目的」を見直そう

少しでも具合が悪くなったら病院に行き、そこには必ずお土産のようにもれなく「薬」がついてくるという仕組みは、どこか不自然です。

「病気は薬が治してくれる」という思い込み

みなさんは、病院に何の目的で行きますか。「病気を治してもらいに行く」「今の不調を改善するために行く」という回答がほとんどだと思います。

では、もう少し突き詰めて聞いてみましょう。病気を治すため、不調を改善するために、病院で診てもらったとします。目的は、本当にそれだけですか。

実際は、「病院に薬をもらいに行く」という人が、とても多いのではないかと思います。もしも診察してくれた医師が、「薬は出しませんからお大事に」とあなたに告げたらどうでしょう。「薬がもらえないとは、どういうことだ」「なんのためにわざわざ病院に来たんだ」と思ってしまう人が多いのではないでしょうか。病院に行って薬を出されないと、なんとなく損したような気分になってしまうのではないでしょうか。

二時間待って、三分診療のあと、薬局で三〇分待つ、ということもざらにあると思います。そのときに出てきた薬がたった一種類だったら、「こんなに長く待って、薬はこれだけ!?」と捨てゼリフの一つも言いたくなるでしょう。

私が病院に勤務していたときも、薬の量が少ないと、あからさまにがっかりされる患者さんがたくさんいらっしゃいました。薬は病院からのお土産のように思っている人が多いのかもしれません。薬が少ないことはいいことだ、と思えなくなっているのです。

少しでも具合が悪くなったら病院に行き、そこには必ずお土産のようにもれなく「薬」がついてくるという仕組みは、どこか不自然です。この仕組みこそが、「病気は薬が治してくれる」という思い込みを生み出していることは否定できません。

薬が増えていく現実

自己紹介が遅くなりました。薬剤師・栄養学博士の宇多川久美子と申します。

今でこそ「薬を使わない薬剤師」として活動している私ですが、もともとは薬局に勤務し、薬の効果を信じ、薬を飲むことが病気を治す近道だと思っていました。患者さんに薬を出すことも、自分が薬を飲むことも「病気を治すため」と信じ、何の疑いも持ちませんでした。私自身もいちばん多いときで、一日に一七錠の薬を飲んでいました。

しかし、私もそうでしたが、薬に頼りきりで、「薬を飲んで病気を治す」という考えの人の多くは、病気が治るどころか、薬の数が増えていくのです。そして、病気を治すつもりで薬を飲んでいるのに、別の病気も発症し、薬の量はさらに増えていきます。

こんな現実を目《ま》の当たりにし、私は、「薬は出ている症状を抑えることはできるが、病気を治すものではない」と考えるようになりました。そこから運動や食など、薬に替わる健康法を学ぶことで、私は自ら一七錠の薬をすべて手放すことができたのです。

平均寿命と健康寿命の違い

日本は長寿の国と言われて久しく、「平成二九（二〇一七）年簡易生命表」によると、日本人の平均寿命は、男性が八一・〇九歳、女性が八七・二六歳で、二〇一六年と比較して男性は〇・一一年、女性は〇・一三年上回り、男女とも過去最高を更新しました。一九四七年の平均寿命は男性五〇・〇六歳、女性五三・九六歳でしたから、戦後の七〇年で実に三〇歳以上も平均寿命が延びたことになります。

毎年、「前年度より〇〇年上回った」「男女差が〇〇年短縮した」などとすばらしいことのように伝えられています。もちろん、長寿であることはすばらしいことだと思います。ただしこれは、本当に健康ならば、という条件つきでの話です。

本当に大切なのは、いかに健康寿命が長いかということです。健康寿命というのは、介護を受けたり寝たきりになったりせずに、自立した日常生活を送ることのできる期間のことです。

ここで注目したいのは、日本においては、平均寿命と健康寿命に大きな差があることです。二〇一八年の発表資料によれば、男性の平均寿命が八〇・二一歳であるのに対して、健康寿命は七一・一九歳と九年以上の開きがあります。女性はさらに差が大きく、平均寿命は八六・六一歳で、健康寿命は七四・二一歳。実に一二年以上の開きがあります。

このことは、平均寿命が延びれば延びるほど、人生の最後の最後を不健康な状態で生きる年数が長くなるということを意味するのではないでしょうか。だから私は、「日本は世界でも有数の長寿国です！」と言って喜んでいるのは少し違う気がするのです。

自分の健康は自分でつくる

私が薬剤師として勤務していたころ、高血圧など生活習慣病の薬を飲み続けている患者さんが、「この薬のおかげで長生きできているよ」「薬を飲んでいるから健康でいられるわ」とうれしそうに話をしてくださいました。確かに長生きできているのかもしれませんが、薬を飲んでいること自体が健康だとは言えないのではないかと思うのです。

今、たくさんの薬を飲んでいる方の中には、「薬を減らせるものなら減らしたい」と考えている方もおられることでしょう。もちろん、必要な薬もあります。

しかし、生活習慣を見直すことで、減らすことができる薬もあるのではないでしょうか。「自分の健康は自分でつくる」という気持ちを持てば、きっと薬を減らすことができます。

私たちの身体《からだ》には、病気に対抗する「免疫力」が備わっています。この免疫力を引き出すことこそが、健康長寿の最大のカギなのです。

第1章では、「健康の自立」を目指してお話をしていきます。この本を通して、みなさんのお薬が一つでも減るヒントが見つかることを心から願っています。

数字に翻弄《ほんろう》される日本人

一事が万事、疑問の多い基準値。
それぞれの学会が独自の基準値を出し、論争を巻き起こしています。

高血圧、高コレステロール、メタボ……曖昧な基準値

残念なことに、多くの方が健康診断の結果に振り回され、病気にさせられています。あなたは健康診断を契機に服薬を始めませんでしたか。

たとえば、コレステロール値。これは高くても低くても自覚症状はありません。ところが、健康診断で、「コレステロール値が高いから、薬を飲みましょう」と判定されると、血管が詰まっては大変だと、疑うことなく服薬を始めてしまいます。

健康診断には、血圧、コレステロール、空腹時血糖など、項目ごとに「基準値」があります。この基準値に収まれば「適正」、少しでもはみ出していると「要注意」に、さらに外れていれば「要治療」と判定されます。「要治療」となれば、投薬スタートです。

でも、この基準値、ちょっと見ただけでも「?」と思う部分があります。たとえば、メタボリックシンドロームを判定する「腹囲」。「男性八五センチ以上、女性九〇センチ以上」の基準でばっさり切られてしまいます。

男性なら、二〇歳であれ、六〇歳であれ、同じ基準。身長が一六〇センチでも、一八〇センチでも、同じ基準なのです。女性なら、産前も産後も同じ基準……。この数値を決めている人は、産後にお腹を戻すのがどれだけ大変なのかご存じないのかもしれません。

コレステロールは高めが長生き?

一事が万事、疑問の多い基準値。それぞれの学会が独自の基準値を出し、論争を巻き起こしています。

マスコミにも取り上げられたのは、「コレステロール論争」。二〇一〇年九月、日本脂質栄養学会が、「コレステロール値は高いほど長生き」と、現在主流の日本動脈硬化学会が決めた基準値に真っ向から反対したことで話題となりました。

日本動脈硬化学会は、脂質異常症が動脈硬化性疾患の重大な危険因子であるとして、その基準値の設定と治療方針についてのガイドラインを発表しています。論争当時、高コレステロール血症におけるＬＤＬ（悪玉）コレステロールの基準値を一律一四〇㎎／㎗以上と設定していることに対して、論議が生じたのです。

高コレステロール血症が動脈硬化性疾患の危険因子であることは、多くの疫学研究によって確認されていますが、発症リスクには性差があることを認識している方は、あまりいらっしゃらないかもしれません。

女性は男性よりも動脈硬化性疾患の発症リスクが低く、コレステロール値が上昇する閉経後においても、約一〇年間は動脈硬化性疾患が発生しにくいとされています。これらのことから、男女別の基準値、特に女性の更年期以前と以後の基準値を提示する必要があるのに、男性も女性も閉経前も閉経後も基準値は一律です。

さらに、コレステロール値をどのレベルまで下げると心筋梗塞《こうそく》などの動脈硬化性疾患のリスクが低下し、発症を予防できるかについては、それぞれが抱えている危険因子や動脈硬化性疾患の既往の有無によっても大きく異なるはずです。また、総コレステロール値が低く、高血圧症の場合、脳出血の発症リスクが高いという成績も示されています。

だからといって、「コレステロール値は高めが長生き」と単純に言えるものでもありません。リスクや心血管既往歴を十分に考慮して判断すべきなのに、受診勧奨判定値を男女一律にＬＤＬコレステロール値一四〇mg／dℓ以上としていることは、かなり不自然なことのように思えませんか。

血圧は高めでよい？

二〇一四年には、血圧の基準値が大きな注目を集めました。日本高血圧学会の高血圧の臨床判断値が「一四〇／九〇mmHg以上」であるのに対して、日本人間ドック学会が、超健康人（基準個体）の正常基準範囲の上限を「一四七／九四㎜Hg」とし、これがセンセーショナルに報じられたため、混乱に拍車がかかったのです。

日本人間ドック学会は、約一五〇万人の健診データから慢性疾患など健康状態に関する複数の基準を用いて抽出した超健康人を算出したのです。血圧の基準範囲は、超健康人による測定値の分布幅から導き出されたものとし、「超健康人の九五％の範囲を示すものであり、臨床判断値とは全く異なる概念」とコメントを出しました。

この論争においても、危険因子の有無、既往歴などが考慮されなければなりません。血圧においては、身長、体重、年齢も大いに影響を与える因子です。

さらに、二〇一九年四月には、日本高血圧学会の「高血圧治療ガイドライン」が新しくなりました。正常血圧を一二〇／八〇㎜Hgとし、正常高値血圧を一三〇〜一三九／八〇〜八九㎜Hg、一四〇／九〇㎜Hg以上を高血圧としたのです。ガイドラインでは、高血圧をⅠ度・Ⅱ度・Ⅲ度の三段階に分け、疾病リスクとの兼ね合いで、いつどのように治療するかを医師が判断するようになっています。

正常高値血圧というのは「高血圧の一歩手前で、注意が必要なレベル」という意味で、高血圧予備軍の段階です。疾病リスクが高い場合は、治療の対象となるとしています。

私は、コレステロール値にしても血圧にしても、七五歳までなら、老若男女の考慮がされずに基準値が出されていることのほうが大きな問題点だと思っています。基準値＝正常値という考え方にとらわれずに、ご自身の体感（たとえば、血圧を下げたことでだるくなる）やほかの疾患によるリスクなども考慮して、ご自身にとっての適正な状態を考えてみていただけたらと思います。

次回は、血圧にまつわる問題点を一緒に考えていきましょう。

高血圧と診断されてしまったら？

薬を飲みたくない、薬をやめたいと考えるなら、
血流をよくする運動からのアプローチをおすすめします。

「健診で高血圧と診断されたら、薬を飲むに決まってるだろ！」そんな声が聞こえてきそうです。

でも、本当にそれでいいんですか。私のところに実際に相談にみえた方のケースをもとに、「血圧の薬を飲むとどうなるか」をご一緒に考えていきましょう。

血圧の薬を飲まないと血管が切れる⁉

以前から会社の健診で高血圧を指摘されていたけれど、「薬はできるだけ飲みたくない」という思いから薬を飲まずにいたKさんは、今年の健診で血圧

一七〇／一〇〇㎜Hgとなり、「いよいよ、血圧の薬を飲まなければ大変なことになりますよ」と言われてしまいました。

「薬を飲まなければ、どうなるのですか？」と質問すると、「脳出血で倒れて半身不随になれば、奥さんが一生介護をしなければならなくなります。どうしても飲みたくないというのなら、奥さんにも説明しますから一緒に来てくださいね」と言われてしまいました。

「薬は一生飲むことになるのですか？」と質問したところ、「そういうことになりますね」との医師の答えに、「一生飲むなんてイヤだ！　このままではダメだ！　なんとかしなければ！」と思い、私のところに相談に来られました。

脳の血管の障害は？

ここで、脳の血管に障害が生じたことが原因となる病気について解説しておきます。これらの総称が「脳血管疾患」で、「脳卒中」と同義語です。脳血管疾患は、概ね《おおむ》「脳梗塞《こうそく》」と「脳出血」に分けられます。「脳梗塞」は、脳動脈血管が詰まって、脳細胞の一部に血液が行かなくなってしまった状態です。詰まった原因によって病名が異なります。

他所でできた血の塊（多くは心房細動が原因）が脳動脈に行き、血管が徐々に細くなり、やがて詰まってしまう場合が「脳塞栓《そくせん》」で、血管そのものが何らかの原因によって細くなってしまい、脳動脈の血行が著しく悪くなる状態が「脳血栓」です。脳血栓は、コレステロールが原因となる血管内付着物の沈着などが原因となります。

脳血管の出血性疾患は、以前は「脳溢血《いっけつ》」と呼ばれていて、現在は出血部位の違いによって「脳（内）出血」と「クモ膜下出血」とに大きく分けられています。脳の表面の動脈血管が破れて出血する脳血管疾患が「クモ膜下出血」です。

降圧剤を服用している人は、全国で二〇〇〇万人以上

現在、降圧剤を服用している人は、全国で二〇〇〇万人以上と言われています。厚生労働省の統計によれば、死亡原因としての脳の出血性疾患は、一九七五年には死亡者全体の二〇％であったのが、二〇〇五年には六％に激減している一方、脳梗塞は逆に、一〇％から一五％に増加しているというデータがあります。

また、脳卒中の中で脳出血の割合は一五%で、八〇%は脳梗塞であるという報告もあります。降圧剤を服用する人が増加しているにもかかわらず、近年は脳梗塞で死亡する人が増加しているのです。

脳外科の技術水準は当然上昇しているでしょうから、脳梗塞での死亡者数が増加しているということは、実際の脳梗塞の発症率は激増しているのではないでしょうか。降圧剤を服用して脳内出血を防ぐことができても、脳梗塞を発症してしまうケースが増えてしまっているとしたら……。

さらに、高齢者の場合、降圧剤の服用で脳の血の巡りが悪くなり、脳内に酸素や栄養が行き渡らず、脳血管性の認知症になる可能性も考えられます。

私が投薬した方の中にも、「血圧の薬を飲むと朝起きられない」「午前中はだるくて仕事にならない」などと訴える患者さんがいらっしゃいました。この方たちの場合、血圧が高かったから血のめぐりもよかったのに、薬で血圧を下げてしまったことで、「朝起きられない」とか「午前中だるい」という症状が出てしまった可能性もあります。だとしたら、服用前より脳梗塞や認知症のリスクが上がってしまうことにもなりかねません。

まずは運動からのアプローチ

「やっぱり薬は飲みたくない」。そう思われた方もいらっしゃることと思います。

薬を飲みたくない、薬をやめたいと考えるなら、まずは運動からのアプローチをおすすめします。厚生労働省は、運動としてのウォーキングを推奨しています。一万歩という数値目標がありますが、まずは「歩き方を変える」ことを目標としてみましょう。第二の心臓であるふくらはぎをしっかり動かすことで、血流がよくなります。

高血圧になってしまった原因はいろいろあります。食生活に問題があったり、ストレスを抱えることが多かったり、運動をしない状況が続いたり……。いろいろなことが長い間続いた結果、身体《からだ》は血圧を上げたほうがよいと判断し、高血圧になってしまったということも考えられると思います。

では逆に、身体が血圧を上げなくても大丈夫だという認識をすれば、無理に血圧を上げなくてもよいということになり、その結果、血圧が正常に戻るということも考えられます。

日常的に血流がよくなることが重要です。そのためにも、毎日必ず歩く「歩き方を変える」ことが、継続的に血流がよくなり続けるコツとなります。毎日コツコツ実践してみてくださいね。

血圧が上がる仕組みを考えよう！

血圧が高いということは、「無理をしているよ」「流れが悪くなっているよ」という身体《からだ》からのメッセージなのです。

血圧って何だろう

前回もお話ししましたが、「血圧が高いから降圧剤を飲む」という考えだと、自分の身体の声が聞こえなくなってしまいます。まずは、薬を飲む前に、「なぜ血圧が上がったのか」という原因を考えてみてください。

さて、「高め」ということが何かと注目されてしまう血圧ですが、そもそも血圧とは何でしょうか。「血圧」とは、心臓から送り出された血液が血管の内壁を押す力（圧力）のことを言います。身体中どこにでも同じ圧力がかかっているのではなく、心臓に近い血管ほど勢いがあるので圧力が高く、末梢血管に行くほど勢いが弱くなるので、圧力は低くなります。

血管内をめぐる血液には、身体中に酸素や栄養分、免疫細胞などを送るという重要な役割があります。また、肺や肝臓、身体の各部位で不要になった老廃物や炭酸ガスを腎臓に運んで分解して体外に排出します。血液は血圧があるからこそ、身体中の血管を駆けめぐり、身体の隅々にまで行き渡らせることができるのです。

よく上の血圧、下の血圧と言いますが、これは心臓が縮んだり、拡張したりするときの圧力の違いをあらわしています。上の血圧は、収縮期血圧や最高血圧といい、心臓がギュッと縮んで、身体中に血液を送るときにかかる血管内の圧力のことです。下の血圧は、拡張期血圧や最低血圧と言われ、縮んだ心臓が、また元の大きさに戻って心臓が広がっているときの値で、心臓内に血液を吸い込むときにかかる圧力です。

高血圧は身体からのメッセージ

普段、私たち人間は直立で生活しているので、心臓より上にある脳や心臓から遠い手先や足先など末端にまで血液を送るには、ある程度の圧力が必要です。身体に酸素や栄養が行き届いていない状況下では血圧が上がり、血液を隅々まで送り届けようとします。ですから、血圧が高いということは、「無理をしているよ」「流れが悪くなっているよ」という身体からのメッセージなのです。

高血圧になる要因の多くは加齢です。加齢以外にもストレス、運動不足、肥満、食事、睡眠不足、遺伝など、高血圧になる原因はさまざまです。それを突き止めないで薬で血圧を下げておしまい！　それではおかしいと思いませんか。

高血圧の原因はさまざまなのですから、降圧剤で一時的に血圧が下がっても、上がる原因を取り除いたことにはなりません。ですから、降圧剤で血圧を下げても、脳や腎臓に必要な血液を行き渡らせようとして、しばらくすると血圧が上がって血流を元に戻そうとするのです。

血圧の単位「㎜Hg」とは？

この原理は単位を見ても明らかです。血圧の単位は「㎜Hg」で、血液の圧力を水銀柱の高さに換算したものです。Hgは、水銀の元素記号です。血管を流れている血液が水銀の柱をどれくらいの圧力で押し上げられるかという単位になっているのです。「ミリ水銀柱」「ミリメートルエイチジー」などいくつかの読み方があります。血圧一三〇㎜Hgは、水銀の柱を一三〇㎜＝一三㎝押し上げる勢いがあるということです。

水銀の比重は水の一三倍あります。もし水銀ではなく、血液とほぼ同じ比重の水を使って測定していたら、一三×一三＝一六九㎝押し上げられたことになりますね。なんと成人男性の身長ほどの高さまで上げるくらいの圧力だということです。

「血圧＝年齢＋九〇」が正しいと思う理由

高齢者の本態性高血圧のほとんどは、加齢が原因です。ゴムホースを思い浮かべてください。経年劣化したゴムホースは、弾力も落ちて硬くなりますね。

同じように私たち人間の血管も経年変化を起こし、弾力がなくなります。買ったばかりのゴムホースが若い人の血管だとすると、年齢が進んだ血管では血流が悪くなり、そのままでは脳や手足の末端まで必要な酸素や栄養が行き届かなくなります。そのため、ある程度血圧を上げる必要があるのです。

もちろん、必要以上に上がってしまったり、高齢者でもないのに年々血圧が上がっているということであれば、そのまま放置して生活習慣を改めないと重《じゅう》篤《とく》な病気につながる可能性もあります。

しかし、年齢とともにある程度血圧が上昇するのは、自然の摂理です。血圧を上げることで弾力がなくなった血管でも、酸素や栄養を全身に行き渡らせ、届けることができるのです。

ですから、まずは年齢による考慮がされるべきではないでしょうか。そう考えると、かつて言われていた「血圧＝年齢＋九〇」は加齢を加味した納得できる基準だと思います。

猫背を改善したら血圧が下がった！

突然ですが、猫背をつくって深呼吸してみてください。そう！　背中を丸めた状態では、深呼吸はできませんよね。

常に姿勢が悪く、猫背だと、一度の呼吸で入る空気の量は少ないのです。空気の量が少ないということは、その中に含まれる酸素の量も少ないということです。

少ない酸素を身体中に運ぼうとしたら、身体にはどんな変化があるでしょうか。身体は酸素を欲しがっているわけですから、血圧を上げて勢いよく酸素を身体中に送ろうとします。猫背を直して酸素をしっかり取り入れることで血圧が下がったという方もいます。まずは姿勢を正して深い呼吸ができるようにしましょう。しっかり酸素を取り入れることが免疫力アップにもつながります。

新型コロナウイルス感染への対処法

感染から自分の身を守るためには、どのウイルス感染でも同じように、手洗いやうがいをすること、何よりも免疫力を高めることです。

※本稿は、月刊誌『サインズ・オブ・ザ・タイムズ』2020年5月号に掲載されたものです。

中国発祥の新型コロナウイルス

二〇一九年の年末に中国湖北省武漢市で発生した新型コロナウイルス（COVID—19）は、日本にも大きな影響を及ぼしています。

そもそもコロナウイルスは、発熱や上気道症状を引き起こすウイルスで、人に感染を起こすものとして六種類が報告されていました。そのうち、MERS《マーズ》（中東呼吸器症候群）やSARS《サーズ》（重症急性呼吸器症候群）は、重症化傾向のあるウイルスです。それ以外の四種類のウイルスは、一般の風邪の原因の一〇～一五％（流行期は三五％）を占めます。

今回のウイルスは、これまでに報告されていない新型コロナウイルスで、発熱やせきなどの呼吸器症状が見られます。

感染源、潜伏期間、感染経路

感染源については特定されていませんが、武漢市の市場（華南海鮮城）の関係者から多数の患者が報告されており、特に有力な説はコウモリ由来で、ジャコウネコやイタチアナグマといった哺乳類を介して広がり、野生動物が売られていた武漢の湿気の多い市場にたどり着いたという説です。

二〇〇二年に発生したＳＡＲＳや二〇一二年以降発生しているＭＥＲＳも動物由来と考えられています。新型コロナウイルスの遺伝子配列が、ＭＥＲＳのコロナウイルスの遺伝子配列と似ていることが判明したのですが、ＭＥＲＳはコウモリ由来と言われているので、新型コロナウイルスもコウモリから広がった可能性が考えられているのです。

潜伏期間は、ＷＨＯ（世界保健機関）の知見によれば、現時点（二〇二〇年）では一～一二・五日（多くは五～六日）とされており、また、これまでのコロナウイルスの情報などから、未感染者については、一四日間にわたって健康状態を観察することが推奨されています。

感染経路については、患者と濃厚接触することによる飛沫感染、ウイルスに汚染された環境に触れることによる接触感染が考えられています。

濃厚接触かどうかを判断するうえで重要な要素は二つあり、距離の近さと時間の長さです。必要な感染予防策をせずに手で触れること、または対面で互いに手を伸ばしたら届く距離（目安として二メートル）で一定時間以上接触があった場合に濃厚接触者と考えられ、この条件下で多くの人と交流する環境は、感染を拡大させるリスクが高いとされています。

重症化するリスクが高い高齢者や基礎疾患保持者

症状としては、発熱や呼吸器症状が一週間前後持続し、強いだるさを訴える方が多いようです。新型コロナウイルスに感染すると重症化するイメージを持たれている方も多いと思いますが、実際は、軽症で治癒する方のほうがずっと多いのです。高齢者や基礎疾患（糖尿病、心不全、呼吸器疾患など）を有する方では、重症化するリスクが高いと考えられています。

新型コロナウイルスによる肺炎が重症化した場合は、人工呼吸器などで集中治療を要し、季節性インフルエンザよりも入院期間が長くなる事例が多くみられます。現在報告されている感染者のうち約二〇％が重症化し、死亡する患者の割合は約二％とされています。

まだ確立されていない治療法

治療法についてですが、新型コロナウイルスに対するワクチンはまだありませんし、抗ウイルス薬による治療も確立されていません。タイ保健省が、インフルエンザとエイズウイルス（ＨＩＶ）の治療に使われる抗ウイルス剤を混合して投与したところ、症状の劇的な改善が見られたと発表しました。

日本では三つの薬が治療に使えるか、その効果を確かめています。一つはエイズの治療薬です。もう一つは新型インフルエンザの治療薬で、二〇〇万人分が備蓄されています。ウイルスの増殖を防ぐため、新型コロナウイルスでもその効果が期待されるのではないかと考えられています。三つ目の薬はエボラ出血熱の治療薬として開発された薬です。まだ承認されていない薬ですが、SARSやMERSに対する動物実験では効果が確認されています。

ワクチンの開発にも着手していますが、これらの成果が出るのは早くても六か月から一二か月はかかるとみられています。さらに、時間が経過すれば、ウイルスが変異して伝染力や致死力が強まることも考えられます。となれば、自分の身を守るためには、自身ができる防御策をしっかりやっていくことしかありません。

感染を防ぐ最善策

感染を防ぐ基本はどのウイルス感染でも同じように、手洗いやうがいをすることです。発症を防ぐには免疫力を高めることです。

免疫力を下げる一番の要因はストレスですが、連日の過熱気味の報道は、過度な恐れを招き、それがストレスとなって、かえって免疫力を下げてしまいかねません。報道や誤ったネット情報に惑わされることのないようにしましょう。

規則正しい生活を送ることで自律神経のバランスを整える、身体《からだ》をできるだけ冷やさない、筋肉を動かして血流のよい身体をつくるなど、当たり前のことが最も免疫力を上げる方法です。

人類が自然を壊し続けて温暖化が進み、密集市街地をつくり、家畜を育て、動物たちをペットとして飼い、世界中を飛行機で飛び回り続ければ、新しい感染症の発生は今後も増えていくでしょう。特効薬が開発され、新型コロナウイルスを封印することができたとしても、これが最後にはならないのです。

そのためにも、感染症に立ち向かうことのできる身体づくりをしていくことが最善策となるでしょう。

自分の「免疫力」こそいちばんの薬

子どもも大人も、必要なのは、十分に眠って汗をかけば、風邪は治ることを実際に体験することです。

子どもたちに必要な「風邪教育」

前回、「新型コロナウイルス」についてのお話をしました。迅速にワクチンが普及し、特効薬の開発も進んでいるようですが、「新型」と言われるウイルスは、今後も次から次へと出現してくるでしょう。そのたびに、ワクチンを開発して薬を模索していては、どうにもならなくなる時が来ます。

平成二八年一二月に「がん対策基本法」が改正され、がん教育に関する条文が新たに盛り込まれ、生徒、児童に向けて、日本人の二人に一人ががかかると言われているがんについての教育が始まりました。

「がん教育」はもちろん大切なことでしょう。しかし、今、むしろ子どもたちに必要なのは「風邪教育」ではないかと、私は考えています。子どもたちにとって最も身近な病気ですし、風邪ウイルス同様、ウイルス感染したときに、自分たちができることを学ぶのは、何より実益のある教育だと思います。そして、ウイルス感染で抗生剤を乱用することによって、抗生剤が効かなくなる耐性菌をつくってしまうことの防止にもつながるからです。

教材としておすすめなのは、米国小児科学会が作成した、子どもを持つ親を対象にしたインストラクション（指示、教示）です。シンプルでわかりやすいうえ、風邪に抗生剤は不要であることが、表現を変えて何度も強調されています。そして何より、自分の「免疫力」がいちばんの薬であることが強調されている点、解熱剤という言葉が一度も出てこない点も高く評価できます。

ウイルスに抗生剤は効かない

このインストラクションは、そのまま大人にも転用できる内容ですので、以下に抄訳を記したいと思います。日本の常識とかなり違うので、戸惑う方もいらっしゃるかもしれませんが、これが世界の常識なのです。

抗生剤は、どの薬よりも威力がある重要な薬です。適切に使われれば命を助けてくれますが、不適切に使われると有害になることもあります。

抗生剤は、風邪のようなウイルス感染症に使用すべき薬ではありません。大半の感染症は細菌かウイルスが原因で起きます。抗生剤は、細菌が原因の感染症に効く薬で、風邪などウイルスが原因の感染症には効きません。せき、喉の痛みを伴う風邪はほとんどがウイルスによるものですが、まれに細菌が原因のものもあり、抗生剤はそれには効きます。

もし、抗生剤を飲んだあと風邪が治ったとしても、それは抗生剤ではなく、自然治癒力によるものです。

抗生剤の効かない細菌＝耐性菌が増えています。耐性菌は、通常使われる抗生剤では死にません。感染すると、入院して強力な抗生剤を使った治療が必要になることもあります。ときには、どの抗生剤も効かず、お手上げになることもあります。

抗生剤が処方されればされるほど、耐性菌に感染するリスクが増します。医師が必要と認めたとき以外、抗生剤を使わないことです。抗生剤は、せき、喉の痛み、鼻水を治すことはできません。子どもには自分自身の力で風邪を治す力が備わっています。

風邪を治す主役は「免疫力」

このインストラクションにあるように、米国では学会が率先して、「風邪に抗生剤は効かない」ということ、「風邪は患者さん自身に備わっている力、つまり免疫力で治る」ということをハッキリと示しているのです。

特に日本との違いを痛感するのは、後者のほうです。日本で「風邪教育」をする場合、何よりも必要なのは、風邪を治す主役は「免疫力」であって、総合感冒薬や解熱剤などの「薬」ではないということを子どもたちに理解させることです。

いちばんよいのは、風邪を引いたとき、布団にくるまって一日、二日寝ていれば、そのうち汗が出てきて、いつの間にか治っているという経験を自分でするることです。

お母さんが薬に頼らずに風邪を治す方だと、子どもも真似をするので、薬いらずになることが多いのですが、お母さん自身が免疫力を実感したことがないと、子どもたちまで風邪は薬で治すものだと思い込んで、病院好き、薬好きになってしまうことが多いようです。

子どもも大人も、必要なのは、十分に眠って汗をかけば、風邪は治ることを実際に体験することです。小さな成功体験さえあれば、自分に「免疫力」というすごい力が備わっていることに気づくでしょう。そして、風邪気味になったとき、十分な休養がいちばんの薬だからと、安静にして治すようになります。

免疫力アップは十分な睡眠から

新型コロナウイルスが騒がれるずっと前から、テレビの誇張された情報を真に受けて、菌恐怖症、ウイルス恐怖症になっている人が多いように思います。コマーシャルを見て、「除菌！　除菌！」と過剰に踊らされてはいないでしょうか。世界的にも「きれい好き」で知られている日本人ですが、これは誇れることだけではないのです。

抗生剤がほとんど効かない新種の多剤耐性菌が拡散していることも周知され、

死者もたくさん出ています。こんな時代を生きている私たちにとって頼りになるのは、自分の免疫力です。

免疫力アップの方法もいろいろありますが、まずは睡眠時間を見直してみましょう。自宅にいなければならない状況の方も多いかと思います。まずは、十分な睡眠を確保してみませんか。

運動で免疫力アップ

新型コロナウイルスの感染を恐れて、自宅にこもっていませんか？
適度な運動は免疫力を高めます。ウイルスに負けない身体《からだ》づくりを！

※本稿は、月刊誌『サインズ・オブ・ザ・タイムズ』2020年7月号に掲載されたものです。

運動不足の弊害

みなさんもご存じのとおり、新型コロナウイルス対策として、首都圏を中心に発令された緊急事態宣言が全都道府県に拡大されました。

感染症予防のために外出する機会が減ることで、二次健康被害を招く恐れがあります。自宅勤務で通勤もなくなり、外出しないことによる運動不足は、筋力の低下を招くだけでなく、血糖コントロールの不良などによる生活習慣病の悪化、精神面の悪化など、子どもから高齢者に至るまで影響を及ぼしているのです。

また、運動不足が続くと、筋肉を制御する「神経」が衰え、脳の命令が伝わりにくくなり、うまく身体が動かせなくなります。その状態を放っておくと、神経の数がどんどん減り、やがては転倒や寝たきりなどのリスクも高くなります。

免疫力を高めるポイント

そこで大切なのが、「人混みを避けてのウォーキング」や「家庭での筋トレ」など、意識して「運動」することです。もちろん運動だけでなく、腸内環境を整えてくれる「食事」、自律神経を整える「十分な睡眠」、幸せホルモンと言われているセロトニンが分泌する「笑顔」、血流をよくする「入浴」なども、ウイルスから身を守る免疫力を高めるのに有効です。

運動によって免疫力を高めるポイントは、「適度」を心がけるということです。少しきついくらいの運動をすると、血流がよくなります。すると、免疫細胞がつくられる骨髄への血流量が増えて、免疫力アップにつながります。

また、ここで注意していただきたいのが、自宅待機でエネルギーがあり余り、激しい運動にならないようにするということです。激しい運動をすると、筋肉組織にダメージを与えてしまい、逆に免疫力を下げてしまうことにもなりかねません。筋肉の修復のために免疫細胞が集中して使われてしまい、本来の働きであるウイルスや細菌を撃退する力が低下してしまうのです。そのため、運動のあとは入浴して、身体をしっかり休めることも大切です。

身体を動かす心得とは？

では、具体的にどんなことに意識して身体を動かせばよいのか、考えてみましょう。

まずは、自宅の中で活動量を増やしてみましょう。テレワークだからといって、長時間、座ったまま過ごしたりせず、立ち上がって足踏みをする、スクワットなどの筋トレをするなど、意識して活動量を増やすよう心がけましょう。

ほかにも、テレビ体操やラジオ体操などは気軽にできます。いつもなら参加できない時間帯でも、自宅にいるからこそ参加できる方も多いのではないでしょうか。

毎朝、体温を測定するなど、自分の健康状態をチェックし、症状のない場合は、ウォーキングやジョギングなど、人が密集しない屋外で行うことができる運動も、ぜひ取り入れてください。ウォーキングは、どなたでも自分のペースでできるすぐれた有酸素運動です。

厚生労働省の新型コロナウイルス感染症対策専門家会議によれば、症状のない方にとって、屋外での活動や人との接触が少ない活動をすること（たとえば、散歩やジョギング）、手を伸ばして相手に届かない程度の距離をとって会話をすることなどは、感染のリスクが低い活動とされています。

集団感染を避ける三つの条件

また、クラスター（集団）感染については、これまで感染が確認されたのは、①換気の悪い密閉空間に、②人が密集し、③近距離での会話や発声などで密接していた、という三つの条件が同時に重なった場です。そのため、屋外で運動やスポーツをすること自体は、この三つの条件が重なった場には当てはまりません。

そこで、今回の緊急事態宣言を踏まえ、文部科学省は四月七日、再改定した臨時休校に関する指針の中に、「児童生徒のストレス解消や健康保持の観点から、校庭や体育館の開放を検討する」ことなどを盛り込みました。

緊急事態宣言の対象地域で臨時休校を行う場合、校庭や体育館の開放は、感染拡大のリスクが高い「密閉、密集、密接」の三条件を避けたうえで検討することとしています。自宅や屋外などでの運動を取り入れ、今までと変わらない活動量が維持できるように意識してください。

免疫機能を高めるビタミンD

さらに、外出しないことで不足する栄養素があります。それがビタミンDです。ビタミンDは、健康な身体を維持するためになくてはならないもので、カルシウムの吸収や筋肉の合成を促し、免疫の機能を調整してくれます。また、身体の中でホルモンのように働いて、身体中の細胞にさまざまな指令を出す重要な働きを担っています。

実は、ビタミンDは皮膚に日光が当たることによって、体内で合成されるのです。家に閉じこもりがちだと、十分な量の日光が当たりません。そもそも日本人のおよそ半数が欠乏状態と推計されているのですが、外出が減ることで、さらに不足してしまうことが考えられます。一日に一五〜二〇分程度でよいので、顔や両腕を出して、日光浴することもおすすめです。

ビタミンDを豊富に含む食べ物の筆頭はサケ。ほかにも、サンマやアジ、サバなどの青魚にも豊富に含まれています。また、キノコ類にもビタミンDがたっぷり含まれています。これらの食べ物も意識して摂りましょう。

発酵食品で免疫力アップ

乳酸菌などの善玉菌を増やし、腸内細菌のバランスを整える発酵食品。
無添加でしっかり発酵熟成された良質なものがおすすめです。

発酵食品とは？

新型コロナウイルスの感染が続く中、スーパーでは納豆がよく売れています。これは、納豆に代表される発酵食品がウイルスに負けない身体《からだ》づくりをしてくれると考えられているからでしょう。そこで今回は、「発酵食品で免疫力を高める」ということについて考えてみましょう。

日本の食文化を支えてきた代表格がこの発酵食品です。高温多湿が続く梅雨を乗り切るため、冷蔵庫などなかった時代に、食べ物を保存するために生み出されたのが発酵食品なのです。

納豆、しょうゆ、みそ、酢、漬物など、いずれも麹《こうじ》や酵母、菌などの微生物を使い、穀類、野菜、豆などを発酵させることで、素材の腐敗を防いできました。さらに、発酵させることで、植物性の乳酸菌が増えるなど、栄養価が高く、旨味《うまみ》の多い食材になるのです。

善玉菌で健やかな腸内環境に

人間の身体の免疫細胞の約七割は腸に集結していると言われています。腸は外敵からの侵入を防ぐ砦《とりで》のような臓器です。小腸にあるパイエル板という器官では、わざとウイルスなどの異物を引き入れ、その特徴を免疫細胞に学習させることもわかっています。敵の特徴を知った免疫機能が全身に伝わり、菌やウイルスと戦ってくれるのです。

腸の環境を整えることが免疫力アップにつながるわけですが、発酵食品が腸内環境を整えるカギは「善玉菌」にあります。乳酸菌やビフィズス菌といった善玉菌が腸内バランスを整えてくれるのです。

腸の中には善玉菌と悪玉菌、どちらにも属さない日和見《ひよりみ》菌が存在しています。これらの割合を二対一対七に保つのが理想と言われていますが、ストレスや不規則な生活習慣などにより、日和見菌が加勢して悪玉菌が優位になってしまうのです。

今は感染のストレスや仕事、行動の制限などで悪玉菌が優位になりがちです。この腸内細菌のバランスを整えるために、善玉菌を含む食品を摂ることが大切なのです。

納豆

日本の発酵食品としてまず思い浮かぶのが「納豆」です。納豆は大豆に納豆菌を加えてつくります。縄文時代の終わりころには、すでに納豆のようなものが食べられていたようです。

江戸初期に書かれた『本朝食鑑《ほんちょうしょっかん》』には、納豆が「腹中をととのえて食を進め、毒を解す」という記述があり、すでにその当時から、納豆に整腸作用や解毒作用があると知られていたことがわかります。納豆には、納豆菌のほかにも免疫機能を向上させる粘着成分である多糖の一種「レバン」やアミノ酸重合体の

「ポリグルタミン酸」なども含まれています。

しょうゆ

しょうゆは、大豆と小麦と塩からつくられます。大豆と小麦をまぜ、麹菌を繁殖させてもろみをつくり、酵母菌と乳酸菌の働きによって発酵させたものです。発酵中、大豆タンパクが麹菌によって分解され、約二〇種類のアミノ酸に変わるとともに、うまみのもととなるペプチド類が生成されます。

みそ

みそは、蒸した大豆に米や麦の麹と塩を加えて発酵させてつくりますが、使用される原料や製造方法、熟成期間などによってさまざまな種類があります。発酵の過程で大豆のたんぱく質がアミノ酸やペプチドに変わり、でんぷんは麹菌中のアミラーゼによって甘味成分のブドウ糖に変わります。タンパク質、ビタミン、ミネラル、酵素など、バランスがよく、優れた機能を持つ食品です。

酢

酢は、人類がつくった最古の調味料と言われ、五世紀ごろに中国から日本に伝えられたとされています。稲作文化であった日本では、古くから米酢が使われてきました。米酢は蒸したうるち米に麹を加えて糖化させ、水を加えて酒母《しゅぼ》をつくり、これに酵母を加えてアルコール発酵させ、酢酸菌を加えて、さらに発酵させてつくられます。お米をたっぷり使った米酢には、約一五種類の天然アミノ酸と約七〇種類もの有機酸が含まれています。

漬物

漬物は、野菜や果物、肉、魚、ぬか、塩、みそ、しょうゆ、酢、香辛料などに漬けて発酵させた保存食です。植物性乳酸菌が豊富で、家庭で手軽につくることのできる発酵食品の代表格です。ぬか漬けをつくる際のぬか床は、精米するときに除かれる玄米の表皮、ぬか層、胚芽で、ビタミンB群とEが多く含まれています。

無添加で良質なものを

　これらの発酵食品を摂ることで、乳酸菌などの善玉菌を増やし、腸内細菌のバランスを整えることで免疫力が高まります。できるだけ、伝統的な製法でつくられた植物性乳酸菌がしっかり含まれた発酵食品を、毎日摂るようにしたいですね。多少値段が高くても、無添加でしっかり発酵熟成され、殺菌、滅菌されていない良質なものがおすすめです。

　納豆菌のように熱に強いものもありますが、発酵食品の特徴として熱に弱いものが多いので、栄養面での効果を期待するなら、非加熱で食べるほうがよいでしょう。さらに、有害な雑菌の繁殖を防ぐため、塩分過多になっているものが多いので、摂りすぎにも気をつけてください。

　また、腸内環境を整えるためには、食物繊維が豊富に含まれる食材とともに摂るのがおすすめです。

　毎日、発酵食品を摂り入れることで、免疫力を高めていきましょう。

笑顔で免疫力アップ

意図的につくった笑顔でも、免疫力がアップします。
ストレスの多い毎日ですが、笑顔でいましょう。

笑いが免疫力をアップさせるということは、すでにみなさんもご存じのことと思います。近年、医学の分野で「笑いの健康効果」に着目した研究が進み、さまざまな病気の予防や改善に役立つことが科学的にも証明されてきています。

笑いの健康効果

●ナチュラルキラー細胞を活性化する

私たちの身体《からだ》では、健康な人でも一日に五〇〇〇〜一万個のがん細胞が発生していると言われています。このがん細胞や体内に侵入するウイルスなどを退治してくれるのが、リンパ球の一種であるナチュラルキラー（ＮＫ）細胞です。ＮＫ細胞は、笑うことで活性化されることがわかっています。ＮＫ細胞が活発に働くことで、がんや感染症にかかりにくくなるのです。ストレスなどマイナスの情報を受け取ると、ＮＫ細胞の働きが悪くなることもわかっています。

●免疫システムのバランスを整える

免疫力は、ただ強ければよいというものではありません。たとえば、膠原《こうげん》病など自己免疫疾患と呼ばれる病気は、免疫システムが過剰に働き、自分自身の身体まで攻撃してしまうことで引き起こされると考えられています。笑いには、こうした免疫システム全体のバランスを整える効果があることも明らかとなりました。治療法が見つかっていない自己免疫疾患は難病に指定されていますが、笑いは免疫異常の改善にもつながるのです。

●自律神経のバランスを整える

自律神経には、興奮したり緊張したりすると優位になる交感神経と、リラックスしているときに優位になる副交感神経があります。この両者のバランスの乱れが体調不良の原因と考えられています。笑うことで、まずは交感神経が優位となり、その後、急激に副交感神経が優位となり、リラックス効果をもたらすので、交感神経と副交感神経のスイッチが頻繁《ひんぱん》に切り替わることになり、自律神経のバランスが整います。笑いは、交感神経が優位なときに出るストレスホルモンの分泌も抑えてくれることがわかっています。

●血行促進

思いきり笑ったときの呼吸は、深呼吸や腹式呼吸と同じような状態になります。笑ったときの酸素摂取量は、一回の深呼吸の約二倍、通常の呼吸の三～四倍になるそうです。笑うことにより、体内に酸素がたくさん取り込まれ、血流がよくなり、新陳代謝も活発になります。細胞も活性化して働きが上昇します。

●脳の働きが活性化

笑うことで体内に酸素がたくさん取り込まれるようになり、脳の酸素供給量もアップし、脳内の血流も増加します。海馬は新しいことを記憶する器官ですが、笑いは海馬を活性化し、記憶力もアップします。また、笑うことによって脳波の中のα波《アルファ》が増えて脳がリラックスすることもわかっています。ストレスによって脳細胞は酸素不足となり、働きが低下してしまいますが、笑いが酸素不足を解消してくれます。

●筋力アップ

「お腹を抱えて笑う」と言われるように、笑うことで腹筋が痛くなることがありますよね。笑いは、腹筋だけでなく、横隔膜、肋間《ろっかん》筋、顔の表情筋など、全身の筋肉を動かしてくれます。酸素供給量も増し、血流がよくなることは、「内臓の体操」にもなっています。

●ダイエット効果

笑うことで、カロリーの消費量が多くなります。一日に一〇〇回笑うと、一五分間エアロバイクをこいだのと同等の運動効果があるそうです。一日に一五分笑うと四〇キロカロリーの消費になり、これを毎日続けると、一年で二キロの脂肪が減る計算になります。

●幸福感と鎮痛作用

笑うことで脳内ホルモンのエンドルフィンが分泌されます。エンドルフィンは、モルヒネの数倍の鎮静作用で痛みを軽減してくれます。また、笑うことで幸せホルモンと言われているセロトニンの分泌を促すこともわかっています。

笑う門には福来《きた》る

ほとんどの動物は笑顔をつくることができますが、ヒト以外では知能の発達したサル以外、笑い声を発することができません。笑うことは、脳にとって非常に高度な作業のようです。

赤ちゃんをあやすときは、笑顔で接したり、ほめたりしますが、大人が笑顔で接しないと、笑わない子に育ってしまうそうです。赤ちゃんは大人に笑顔をほめられ、笑顔で接してもらうことで、笑顔と笑いを学習していくのです。

笑いに関するさまざまなデータが報告されていますが、「声を出してよく笑う」を男女別で見ると、男性四〇%、女性六〇%で、女性のほうがよく笑うことがわかっています。世代別では、「よく笑う」は三〇代が六五%、四〇代が五〇%、五〇代が四五%となり、歳とともに笑いが減ってしまうことがわかります。別の調査によると、小学生は一日に三〇〇回ほど笑いますが、七〇代ではなんと一日に二回程度しか笑わないと報告されています。

日本には、「笑う門には福来る」ということわざもあります。意識しないと、歳とともに減ってしまう笑いですが、おもしろくなくても、笑顔をつくるだけでも効果はあるようです。笑顔を意図的につくると、顔の筋肉の動きが脳へフィードバックされ、それに応じた脳のプログラムが呼び出され、楽しい感情がわいてきます。つまり、表情が感情をつくるのです。

つくり笑顔を続けてもＮＫ細胞が活性化するという実験結果も出ています。「表情はいつも笑顔で」が、免疫力アップにつながります。

免疫力を高めるオキシトシン

利他の心でオキシトシンの分泌を促すことが、
今のストレス社会に負けない免疫力を生むポイントではないでしょうか。

母性をつかさどる愛情ホルモン

今回は、「愛情ホルモン」と言われているオキシトシンと免疫力についてのお話をします。オキシトシンは、脳の下垂体後葉から分泌されるホルモンです。

もともと、女性の妊娠、出産時に大量に分泌されるホルモンとして、母性をつかさどる愛情ホルモンとも呼ばれていました。

一九五五年、米国の生化学者、ヴィンセント・デュ・ヴィニョーらがオキシトシンの化学構造を明らかにし、初めて生合成に成功した功績により、ノーベル化学賞を受賞しています。当時は、オキシトシンには哺乳動物が出産時に子宮を収縮させる働きと授乳時に乳を出すように促す働きがあることから、「出産、育児の際に分泌されるホルモン」という認識でした。子宮を収縮させる働きがあるので、オキシトシンは陣痛促進剤として使われています。また、赤ちゃんが乳首をくわえると、母親の体内のオキシトシンが増え、母乳の分泌が促されることもわかりました。

ストレスを軽減するオキシトシン

母性をつかさどるホルモンとして知られていたオキシトシンですが、その後の研究により、男女を問わず、ストレスの軽減に大きな効果を持つホルモンであることがわかってきました。

オキシトシンの第一人者である高橋徳《とく》医師の研究によると、オキシトシンを注入したマウスと、オキシトシンを分泌させないようにしたマウスを狭い部屋に入れて比較したところ、オキシトシンが分泌されないマウスは、暴れ回ったり、下痢をしたりと、身体《からだ》に異変が生じましたが、オキシトシンを注入したマウスでは、それらの症状が見られませんでした。このことから、オキシトシンがストレスと関連していることが考察されたのです。

オキシトシンは、妊娠していない女性や、男性でも分泌されることが判明し、積極的に分泌を促すためには、「他者との触れ合い」が効果的だということもわかってきたのです。マウスを使った高橋医師の別の実験によると、ストレスを与えられていないマウスは、ストレスを与えられたマウスに寄り添い、介抱するような動きが見られ、世話をしてもらったマウスはもちろん、世話をしたマウスにもオキシトシンの分泌が見られました。このことから、ストレスを感じているときほど、他者との触れ合いでオキシトシンが分泌されるのではないかと考えられています。

では、オキシトシンを増やす他者との触れ合いとは、どんな触れ合いのことでしょうか。

オキシトシンを増やす他者との触れ合い

●「人にやさしくする」

先に述べたとおり、オキシトシンは「思いやりホルモン」と呼ばれています。それは、相手を思いやってする行動でオキシトシンが分泌されるためです。

二〇一七年のイギリスの研究チームによるチンパンジーについての研究論文によれば、基本的に食べ物を分け合う習慣のないチンパンジーも、まれに分け与えることがあり、食べ物を分け与えた直後のチンパンジーの体内では、オキシトシン量が増加することが判明しました。この結果は人間にも当てはまり、人にプレゼントしたり、親切にしたり、助け合ったりすると、体内のオキシトシン量が増加することがわかっています。

●「感謝の気持ちを持つ」

相手に感謝の気持ちを持つことでオキシトシンが分泌されることも判明しています。ちょっとしたことにでも、「ありがとう」と感謝の言葉を口にするのも効果的です。感謝する相手が目の前にいなくても、心の中で感謝の思いを持つだけで、オキシトシンが分泌されます。そのため、オキシトシンは「感謝ホルモン」とも呼ばれています。

●「スキンシップ」

もともと、オキシトシンは母子間でのスキンシップによって分泌されるホルモンとされてきたのですが、それ以外でも、スキンシップによって分泌されることがわかってきました。特に配偶者や恋人とのスキンシップは、高い効果が期待できます。そのため、オキシトシンは「恋愛ホルモン」「抱擁ホルモン」とも呼ばれています。同様に、ペットと触れ合うことも、オキシトシンを効果的に分泌させます。

スキンシップの一つであるマッサージには、思いやりによる効果も期待できます。実のところ、マッサージは、受けている側よりも施術している側のほうに、より多くのオキシトシンが分泌されると言われています。これは、「相手を癒やしたい」という思いやりの心を持ってスキンシップをすることで、よりオキシトシンが増加するためと考えられています。

免疫力を高める利他の心

他者との触れ合いがいかに大切かということですが、中には、その人間関係こそがストレスになるという人もいるでしょう。そんなときは、「万能ツボ」と言われる「合谷《ごうこく》」を刺激してみましょう。合谷は、手の甲の親指と人差し指の間のつけ根近くにあり、そこを気持ちのよい強さで押すだけでオキシトシンが分泌されることが判明しています。

とはいえ、まずは相手を思いやり、感謝する「利他の心」を持つことから始めてみませんか。必ずしも人と積極的に触れ合わなくても、思いやりや感謝の気持ちは抱けます。利他の心でオキシトシンの分泌を促すことが、今のストレス社会に負けない免疫力を生むポイントなのではないでしょうか。

自律神経のバランスを整えて健康に！

自粛生活の中でも、お気に入りの「心を穏やかにする方法」を見つけ、自律神経のバランスを整え、免疫力を上げていきましょう。

コロナ禍の自粛生活で、大きなストレスを抱えている方も多いことでしょう。今回はストレスと関係の深い、自律神経について解説します。

自律神経とは

自律神経は、本人の意志とは関係なく、呼吸、血液循環、体温調整、消化、排泄《はいせつ》、生殖、免疫などの活動を調整するために、二四時間働き続けている神経です。自律神経には、交感神経と副交感神経があります。

交感神経は「活動する神経」と言われ、活動している日中に活発になります。血圧が上がり、心拍数は増加、瞳孔が拡大して、興奮状態をつくります。

副交感神経は「休む神経」と言われ、夜間やリラックスしているときに活発になります。血圧が下がり、心拍数は減少、瞳孔は収縮し、休んでいる状態になります。

身体《からだ》の活動時や昼間に活発になる交感神経と、安静時や夜に活発になる副交感神経のバランスが崩れると、「自律神経の乱れ」が起こります。不規則な生活やストレスによって自律神経の働きが乱れると、身体の器官にさまざまな不調があらわれます。

「自律神経の乱れ」が起こる原因

●精神的、身体的なストレス

人間関係、仕事の悩みなどによる精神的なストレスや、過労、事故、騒音、温度変化など、身体的なストレスも自律神経の乱れの原因になります。

●不規則な生活

慢性的な寝不足や昼夜逆転、不規則な食生活など不摂生を続けていると、生体リズムが狂って自律神経のバランスを崩します。

●年齢による自律神経の乱れ

女性が閉経を迎えると、ホルモンの分泌が急激に変化することから、自律神経が乱れ、突然のほてりやのぼせ、頭痛、めまいなど、さまざまな不調があらわれます。このような症状は「更年期障害」と呼ばれますが、近年、更年期障害は女性だけでなく、男性にも起こると言われています。

「自律神経の乱れ」で起こる症状

興奮状態をつくる交感神経と休息状態をつくる副交感神経のバランスが乱れると、心身にさまざまな支障をきたします。身体的な症状としては、全身のだるさ、頭痛、肩こり、手足のしびれ、動悸《どうき》、不整脈、めまい、不眠、下痢、便秘、生理不順など。精神症状としては、やる気が出ない、イライラする、落ち込む、不安、恐怖心、記憶力や集中力の低下など、さまざまです。そして、症状が進んでしまうと、以下のような病名がつきます。

●自律神経失調症

精神的なストレスや過労が引き金となって自律神経が乱れ、心や身体に不調があらわれた状態です。不安や緊張、抑うつなどの心のトラブルにより、吐き気をはじめ、多汗、全身の倦怠感《けんたいかん》、頭痛、肩こり、手足のしびれ、動悸《どうき》、不整脈、めまい、不眠などの症状があらわれます。その症状は人によって大きく異なるのが特徴です。

●神経性胃炎

精神的なストレスや過労が原因となる胃炎です。自律神経の乱れから胃酸が過剰に分泌され、胃痛、胃もたれ、胸やけ、喉のつかえなどの症状があらわれます。さらに、過剰な胃酸分泌が続くと、胃潰瘍《かいよう》や十二指腸潰瘍を発症します。

●過敏性腸症候群

ストレスから自律神経が乱れ、腸の蠕動《ぜんどう》運動に異変が生じ、腹痛を伴う下痢や便秘などが起こります。大腸に腫瘍《しゅよう》や炎症など、症状の原因となるような病気がないにもかかわらず、お腹の調子が悪く、痛みが続いたり、便秘や下痢などの症状が数か月以上にわたって続くこともあります。腹痛は排便することで楽になります。下痢と便秘が交互に起こることもあります。

●メニエール病

ストレスなどが原因で自律神経が乱れ、内耳《ないじ》のリンパ液に異変が生じます。

自分や周囲がぐるぐる回るめまいと、どちらか一方の耳にだけ起きる耳鳴り、そして難聴の三つが同時に起き、多くの場合、強い吐き気や嘔吐《おうと》も伴います。放置すると、耳鳴りや難聴が進行します。

●**過呼吸症候群（過換気症候群）**

過剰な精神的ストレスが引き金となり、突然、浅く速い呼吸を繰り返す疾患です。血液中の二酸化炭素が呼気中に多く排出され、血液のpH《ペーハー》がアルカリ性に傾き、急に息が苦しくなって、動悸、頻脈、めまい、手足のしびれ、ときにはけいれんや意識消失などの発作を繰り返します。

予防と対策

コロナ禍で、心配や不安を抱えているうえに、テレワークやステイホームが続くことで生活のリズムが乱れ、自律神経のバランスも崩れやすい状態になっています。

バランスのよい食事を楽しく味わっていますか。カルシウムには、神経細胞の興奮を抑える働きがあります。カルシウムが不足すると、怒りっぽくなったり、イライラしやすくなります。乳製品や小魚類、豆腐などの大豆製品、小松菜など、カルシウムを多く含む食品を意識的に摂りましょう。

ついつい夜更かしになって、睡眠時間が短くなっていませんか。乱れた生活を正し、リズムを取り戻すには、早寝早起きの習慣をつけることが大切です。朝日を浴びることが質のよい睡眠のきっかけをつくってくれます。

適度な運動を心がけていますか。ウォーキングなど、マイペースでできる運動を無理のない範囲で始め、運動習慣を身につけましょう。マスクをしていると、水分補給もおろそかになりがちです。運動中の脱水にはくれぐれも気をつけてください。

ほかにも、気分が落ち着く音楽を聴いたり、心安らぐアロマの香りをくゆらすことなら、家の中ですぐに始められますね。自粛生活の中でも、お気に入りの「心を穏やかにする方法」を見つけ、自律神経のバランスを整え、免疫力を上げていきましょう。

セロトニンで免疫力アップ

ストレスを解消することは難しくても、セロトニンを分泌させる方法を実践することで、免疫力を下げない身体《からだ》づくりを心がけましょう。

怒りを抑制するセロトニン

今回は「幸せホルモン」と呼ばれているセロトニンのお話をします。

私たち人間の脳の中には、約一〇〇〇億個のニューロン（神経細胞）があります。ニューロンのネットワークが膨大な情報を電気シグナルとしてやりとりしています。そのやりとりによって、私たちの身体が動き、記憶や感情というものが生まれてくるのです。

そのニューロンとニューロンの間で情報をやり取りするには神経伝達物質が必要ですが、その中でもストレスに関係しているものに、ノルアドレナリン、ドーパミン、セロトニンなどがあります。ストレスは免疫力を下げる大きな原因となります。

ノルアドレナリンは、ストレスがかかると放出されるホルモンです。前回お話しした自律神経のうち、交感神経に働きかけて心拍数を上げたり、血液の量を増やしたりして、活動しやすい状態をつくります。

ドーパミンは、ストレスになるような辛い状況を乗り越えたときの達成感や、うれしいといった快感をもたらすホルモンです。

セロトニンは、アドレナリンとドーパミンの二つが過剰になって暴走しないように調節しているホルモンで、自律神経のうち副交感神経に働きかけて、気持ちを安定させてくれます。

スイスのチューリッヒ大学の研究で、「脳内セロトニン」が怒りのコントロールに影響を与えるメカニズムが明らかになりました。セロトニンの量が低下すると、攻撃性や恐怖に関わる脳の扁桃体《へんとうたい》という場所と、理性と抑制に関わる前頭葉の連携が悪くなり、怒りを抑制しにくくなります。ところが、脳内でセロトニンが分泌できると、怒りを抑制し、情緒の安定にも効果があるというのです。

セロトニンの分泌が減ると、慢性的疲労感、イライラ、意欲や向上心の低下、協調性の欠如、うつ症状、不眠などの症状があらわれ、免疫力も低下します。自律神経が乱れることで、肩こり、頭痛など、肉体面での症状も起こります。

セロトニンの分泌を増やす方法

では、どのようなことを心がけたら、セロトニンの分泌を促すことができるのでしょうか。

●日光を浴びる

日光を浴びると、セロトニンが分泌されます。セロトニンが活発に働くことで脳全体が活性化され、心が安らぎ、元気に活動できるのです。うつ病の人にはセロトニンが少ないことも知られています。

日が沈むとセロトニンに別の酵素が働いて睡眠ホルモン「メラトニン」がつくられ、ぐっすりと眠りにつくことができます。朝起きたら、真っ先にカーテンを開けて、太陽の光を浴びましょう。

●リズム運動をする

リズム運動とは、筋肉の収縮と弛緩を周期的に繰り返す運動のことで、激しい動きは必要ありません。無意識に行っている呼吸や歩行、物をかむなども、立派なリズム運動です。一定のリズムを意識しながら行えば、五～三〇分でもセロトニンの分泌量が増えることがわかっています。

大切なのは、短時間でも毎日続けて行うことです。日光を浴びることも考えると、朝のウォーキングは理にかなっています（ウォーキングの効果については、第3章の「ウォーキングで自律神経を整える」で詳しく解説します）。

●よくかんで食べる

前項でお話ししたとおり、咀嚼《そしゃく》の繰り返しは、有効なリズム運動です。実際にガムをかんだときのセロトニンの量を計測したところ、かみ始めてから五分で増え始め、三〇分後まで増え続けたそうです。

ガムやかためのの食べ物をしっかりかむのがポイントです。メジャーリーグの選手たちが試合中にガムをかんでいるのをよく見かけますが、それによって集中力が高まり、適度にリラックスできることを知っているからです。よくかんで食べることで消化吸収もよくなりますし、脳の満腹中枢が刺激されて満腹サインが早く出るので、ダイエットにもつながります。

●感動の涙を流す

セロトニンを増やす方法として、感動の涙を流すことも挙げられます。感動的な映画やドラマ、小説、漫画、音楽などに触れ、涙を流すことも、精神の健康を保つうえでとても大切なことなのです。

涙を流す癒やし効果は、広く認知されつつあります。ストレス発散として積極的に涙を流す「涙活《るいかつ》」や、涙活をサポートする「感涙療法士」も登場しています。涙を流すことに抵抗を感じる方もおられるかもしれませんが、たまには感動する時間をつくってみてはいかがでしょうか。

●腸内環境を整える

腸には独自の神経系があり、脳と互いに影響を及ぼし合うことがわかっています。一九八〇年代に脳内の主要な神経伝達物質であるセロトニンの八〇％が腸管でつくられることが発見され、二〇〇〇年代になって「脳腸相関」と言われるようになりました。

腸内環境の乱れから便秘になると、腸の神経系はセロトニンを分泌し、腸が動くように指令を出します。腸が反応するまでセロトニンを分泌し続けると、脳ではセロトニンが不足している状態になってしまいます。

腸内環境を整えるには、腸内細菌のエサとなる食物繊維の摂取がおすすめです。特に水溶性食物繊維という水に溶けるタイプの食物繊維は、腸内細菌の栄養になりやすいため、積極的に摂るようにしましょう。

●トリプトファンを摂る

大豆、魚、肉、乳製品、卵などに含まれるトリプトファンは、脳内に運ばれると、セロトニンをつくる原料になります。朝食にトリプトファンを摂ることでセロトニンが増え、日中の活動が快適になります。また、ゴマなどに多く含まれるビタミンB_6も一緒に摂ることで、トリプトファンの合成が促進されます。

第2章

免疫力を高める食

第2章では、食事を中心に免疫力を高めるためのヒントを見ていきたいと思います。普段の食事について、一緒に見直してみませんか。

現代人に「一日三食」は必要？

何の疑問もなく続けている一日三食。
この食習慣を見直してみませんか。

一日三食の習慣は明治時代から

「一日三食、規則正しく食べることが健康の基本」「食事を抜くのはよくない」といったことがまことしやかに語られ、私たちは「一日三食」を当たり前のこととして受け止め、日常生活の中で実践するよう心がけてきました。朝食、昼食、夕食と明確に分けられていると、あたかもそれぞれに固有の役割があり、三食摂ることが人間の摂理にかなったことであるかのように感じられます。

でも、日本でこの習慣が広く浸透したのは、明治時代のこと。特権階級や武士階級は別として、それ以前、町民と呼ばれる一般の人々の間には、一日に三食という習慣はなかったのです。

そもそも人間は、初めは狩猟や採集によって食べ物を得ていました。そのころは、お腹が空いたら食物を探し求め、得られたものを分かち合っていたはずです。ですから、一日に一食しか食べられないこともあったでしょうし、ときには食べられない日が続くこともあったでしょう。

それでも私たちは、こうして現代まで脈々と命をつないでくることができたのです。つまり、一日に必ず三食摂らなければ生きていけない、というわけではないのです。

さまざまな病気を生み出す温床となった一日三食

明治時代、食糧が不足している中で慎ましく三食摂るのと、飽食の時代と言われる現代で、お腹いっぱい三食摂るのとでは意味合いがまるで違います。もちろん、身体《からだ》ができあがっていない子どもや成長過程にある未成年者は、身体をしっかりつくるという観点から、一日三食を規則正しく摂る必要があると思います。しかし、すでに成長を終えた私たち大人が、日常的な活動をするうえでのエネルギー供給として食事を摂るのであれば、その必要はないのではないでしょうか。それどころか、私たち現代人にとって、一日三食はむしろ多すぎるようです。

現代人と明治時代の人の活動量を比べてみましょう。文化的な生活を送るようになった現代人の移動は、車か電車。スマホがあれば、会話もメールも買い物もできてしまいます。自分が身体を動かすしかなかった明治時代とは、必要とするカロリーも全く違うでしょう。

現代は感染症などで亡くなる人が激減しましたが、がんや糖尿病やメタボなど、明治時代以前にはあまり聞かなかった病気で命を落とす人が急増しています。食を中心とする生活習慣が大きく変わったからこそ、生活習慣病を患う人がこれほどまでに増えたのです。つまり一日三食摂ることが、さまざまな病気を生み出す温床となっているのです。

寝る前に食べると病気になる

「食べてすぐ横になると牛になる」と言われるように、寝ているときはカロリーが消費されないため、栄養が身体に蓄積され、太りやすくなります。

一方、「親が死んでも食休み」と言われるように、食べると眠くなるのは自然の摂理であり、食後の休息は大切です。食べると眠くなるのは、消化吸収のために血液が胃腸に集中し、脳に送られる血液の量が少なくなるためなのです。「食べると眠くなるのなら、寝る前に食べたほうが身体にとっても効率がいいのでは？」「だいたいお腹が空いていると眠れない」「お腹いっぱいで寝るのが幸せ」。そんな声も聞こえてきそうですが、寝る前に食べるのはやめたほうがよいでしょう。

血液は絶え間なく循環し、私たちの生命を維持しています。ところが、睡眠状態のとき、血液の循環は抑制されており、血液の循環がゆるやかになれば、当然、胃腸の働きも鈍くなります。そのため、寝る前に食べたものは胃の中で十分消化されずに腸へ送られ、さらに腸でもうまく栄養を消化吸収することができなくなってしまいます。

血液が十分にめぐってこないという過酷な条件の中で、消化吸収という重労働を強いられる胃腸もたまったものではありません。劣悪な状況下で働かなければならないため、成果が上がらないばかりか、臓器自体がダメージを受けてしまうのです。

腸がダメージを受けるということは、つまり腸内環境が悪化するということ。腸には免疫細胞の多くが存在しています。腸内環境が悪化すれば免疫機能が低下してしまうので、病気にかかりやすくなったり、病気が治りにくくなったりするのです。

一日三食の食習慣を見直してみましょう

最近は、「夕食は早めに摂りましょう」「寝る四時間前までに夕食をすませましょう」などと言われていますから、意識されている方も多いかと思います。

しかし、よくよく考えたら、一日のうちに三回食事を摂らなければと無理することで、夕食が遅くなっているということはありませんか。

そして、一日三回食事を摂らなければと考え、時間で食事をするようになっていませんか。本来は、お腹が空くからおいしく食べられるのに、七時だから朝ごはん、一二時だから昼ご飯、一九時だから夕ご飯、と当然のように摂る三食が、現代病をつくる要因になっているとしたら……。

もちろん、一日三食がいけないということではありませんが、何の疑問もなく続けている食習慣を見直してみるのもよいかもしれませんね。

朝ごはんは食べるべき？

体質も、健康によいとされることも、人によって違います。
肝心なのは、自分の身体《からだ》の声にしっかり耳を傾けることです。

私が学んだナチュラルハイジーン

「朝食を食べないと脳にエネルギーが回らないから、集中して仕事や勉強ができない」「朝食を摂らないと、寝ている間に下がった体温が上がらず、精力的に活動できない」。こうした理由から、一日のスタートとして朝食を摂ることが推奨されています。

確かに、生活のリズムを整え、丈夫な身体をつくるという意味から、成長過程にある子どもたちが朝食をしっかり摂ることは大切だと思います。けれど、身体がすでにできあがっている大人にとって、果たして朝食は必要なのでしょうか。

実は、私には朝食を摂る習慣がありません。それには、次のような理由があります。

私が学んだ健康法の一つに、「ナチュラルハイジーン」というものがあります。これは、薬や手術を主流とする西洋医学に疑問を抱くアメリカの医師などによって、一八三〇年代に体系づけられた健康理論です。二〇世紀になり、世界中に広く知られるようになりました。

わかりやすく言うと、「新鮮な空気や水」「ふさわしい食事」「十分な睡眠や休養」「適度な運動」「日光」「ストレスマネージメント」などで、健康を保とうというものです。

ナチュラルハイジーンでは、一日の身体のサイクルを八時間ごとに三つに分け、午前四時から正午までを排泄《はいせつ》のサイクル、正午から午後八時までを摂取と消化のサイクル、午後八時から午前四時までを吸収と代謝のサイクルとしています。

自分の身体の声に耳を傾けよう

この理論では、朝食を摂る時間は排泄の時間帯にあたります。食べ物を無理して摂り入れることは、排泄という大事な仕事に加えて、消化という仕事をも強いることになります。そして、腸もまた過労状態になり、腸内環境が乱れてしまいます。

とはいえ、「朝からお腹が空いてたまらない」「朝食を食べないと身体が動かず、調子が出ない」と感じる方は、身体の欲求に応じて食べたほうがよいでしょう。体質も、健康によいとされることも、人によって違うからです。デスクワーク中心の生活と、身体を精力的に動かす生活では、身体によいことも微妙に変わってくるはずです。

肝心なのは、自分の身体の声にしっかり耳を傾けることです。そのときどきのはやりの健康法に振り回されるのではなく、身体の声を聞き取ることによって、朝食を必要としているのであれば食べ、欲していないのであれば無理に食べない。

食べることは本能的な行為であり、そもそも頭で良し悪しを考えて判断するものではなかったはずです。自分の身体のことは、自分がいちばんよく感じることができるのですから、情報に流されるのではなく、自分の身体にふさわしく、より良いものを食べるようにしていくのが何よりの健康法と言えるでしょう。

風邪を引いたとき、あなたは食べますか

風邪を引いて熱が出たときなど、ほとんどの方は、「早く治るように、栄養のあるものを食べなくては」と思われるのではないでしょうか。スタミナのあるものを食べれば、免疫力もアップしてくれるはず。食欲はないけど、無理して食べようと思うのでしょう。

食べ物は私たちのエネルギーの源ですが、食べ物をエネルギーに変えるには、消化、吸収という作業が欠かせません。胃腸は、二四時間三六五日黙々と働いており、消化、吸収という働きは、身体にとって非常にエネルギーを使う作業なのです。

食べたら食べた分だけ、消化吸収にエネルギーが費やされます。すると、免疫力や回復力にはエネルギーが十分に回らなくなってしまうのです。

体調が悪くて食欲がないときは、食事をせずに寝ているのがいちばんです。食欲がないのに無理やり食べたら、胃腸には大きな負担がのしかかり、免疫力も十分に発揮されません。

食欲がないというのは、「今は身体に食べ物を入れて消化にエネルギーを使うよりも、身体の回復にエネルギーを使いたい」という身体の声ではないでしょうか。もちろん一週間も一〇日も食べないというのでは身体が衰弱してしまいますが、水分補給をしっかりすれば、一日や二日、食事を摂らなくても心配はいりません。

野生動物の食事法

ちなみに、野生動物はケガをしたり病気になったとき、食べ物を摂らず、ただひたすら横たわっています。動かないことで身体を休め、体内のエネルギーを総動員させて、回復することに集中しているのです。人間も自然の一部であり、動物の一種です。見た目は違っていても、身体のメカニズムにそれほど大きな違いはないのです。

「食べないと身体に悪い」「食事を摂らないのは毒」とよく言われるのは、私たちの中に、「お腹が空く」＝「生命力が低下する」というイメージがあるからと言えるでしょう。

けれど野生動物が活動するのは、お腹が空いたときです。彼らはお腹が空いてから狩りに出かけるのです。活動するために、エネルギー源として食事を摂るということは決してありません。

野生動物は、自分が食べるべき適正量も本能的に知っています。私たち現代人のように、お腹は満たされているのに目の前においしいものがあると、さらに食べてしまうといったことは決してないのです。

酵素がなければ生きていけない

体内の酵素の総量が決まっているのであれば、ムダ遣いはできるだけ避けたいものです。

生命活動の源としての酵素

「酵素ドリンク」「酵素エキス」「酵素風呂」など、健康のキーワードとしてさまざまな場面で「酵素」という言葉を耳にするようになりました。

酵素は、食べ物の消化吸収、代謝、排泄《はいせつ》をはじめ、血液の循環や皮膚の生まれ変わり、新陳代謝など、身体《からだ》の中で行われているあらゆる反応に関与しています。酵素の働きがなければ、私たちは生きることができません。酵素は、まさしく生命活動の源なのです。

ところで、酵素には、もともと私たちの「身体の中にある体内酵素」と、私たちが「身体の外から取り入れる酵素」の二種類があります。身体の外から取り入れる酵素とは、食物から摂取する食物酵素です。

消化酵素と代謝酵素

体内にある酵素は潜在酵素とも言われ、その働きによって「消化酵素」と「代謝酵素」に大きく分けられます。

消化酵素は、消化、吸収のために使われる酵素で、口から取り入れた食べ物をブドウ糖、アミノ酸、脂肪酸に分解する働きをしています。消化酵素があるからこそ、食べたものが分解され、形を変えて私たちの身体をつくる材料となるのです。

一方、代謝酵素は、消化、吸収以外のすべてを担っています。髪の毛が生え変わったり、爪が伸びたりするのも、毒素を汗や尿として出すのも、さらには、体調を整えたり、ケガや病気を治す自己治癒力、免疫力なども、代謝酵素の働きによるものです。

ちなみに、酵素が働くためには、補酵素としてのビタミンやミネラルなど、現代人が不足しがちな栄養素も必要になります。過食でカロリーは過多なのに栄養が足りていないという現代人に多い「新型栄養失調」は、酵素の働きもにぶらせてしまうのです。

食べすぎは消化酵素のムダ遣い

酵素はタンパク質からつくられているため、かつてはタンパク質を摂り入れれば、体内でいくらでも酵素がつくられると考えられていました。しかし近年、研究が進み、酵素を生み出す能力は一人ひとり遺伝子によって決まっており、その量は限られているということがわかってきたのです。

前述したとおり、酵素がなければ、私たちは生きていくことができません。しかも、体内で生み出される量は決まっています。限りある体内の酵素を切りくずして使っているのであれば、ムダ遣いはできるだけ避けたいものです。

消化、吸収には多くのエネルギーを使うとお話ししましたが、エネルギーという言葉は、そのまま酵素に置き換えることができます。食べる量が多ければ多いほど、消化酵素が多く使われるのです。前回まで、「食べすぎ」がいかに身体にとってよくないかをお話ししてきましたが、実は、「酵素のムダ遣い」がいちばんの原因とも言えるのです。

酵素の総量は決まっているので、消化に使われる酵素が多ければ、その分、代謝に使われる酵素は少なくなってしまいます。つまり、食べすぎは消化酵素のムダ遣いをすることであり、ひいては代謝に使われる酵素の量を減らすことでもあるのです。「腹八分目に医者いらず」「食べすぎは万病の元」と言いますが、酵素の知識はなくても、もともと人は、「食べすぎが身体によくない」ことを経験的に知っていたのでしょう。

薬の濫用《らんよう》は酵素のムダ遣い

食べ物を必要以上に摂取することは酵素のムダ遣いになるとお話ししましたが、現代人が摂取するものの中で、もっとも酵素を奪うのは「薬」でしょう。なぜなら、薬は合成品の王様だからです。一粒の薬は小さなものですが、それを服用すると、私たちの身体はその小さな一粒を分解しようと、必死に酵素を使うのです。

慣れ親しんだ自然の食べ物であれば、酵素は分解の仕方を心得ています。その食べ物に見合った酵素をすぐにつくり出し、手際よく分解することができます。しかし、薬とはそもそも日常的に服用するものではありません。食べ慣れないものが入ってくれば、分解の仕方がわからず、手を変え、品を変えて分解を試みることになるため、多くの酵素が必要になるのです。

同じ薬を常用していれば身体もそれに慣れて、分解するのにちょうどいい酵素をすぐにつくれるようになるのでは、と思われるかもしれません。自然の食べ物なら肝臓で「代謝」されると言いますが、異物である薬の場合は、「代謝」ではなく「解毒」と言います。解毒は通常の作用ではありません。非常事態に行われることなので、なかなか慣れることができず、多くの酵素を要するのです。

生命の維持に関わる酵素の働き

余談ですが、年齢の割に白髪が多い人や髪の少ない人、シワが多い人を見ると、私は、「もしかして暴飲暴食をしたのかしら。それとも、薬をたくさん常用してきたのかしら」と想像してしまいます。

髪を黒くするのも、髪の毛を生えさせるのも、お肌のハリを保つのも、代謝酵素の働きによるものです。暴飲暴食をすると消化酵素は大量に使われてしまい、代謝酵素が十分働くことができなくなります。

酵素は私たちを守るために、生命の維持に関わるところから優先的に使われます。残り少ない酵素は、髪やシワといった直接命に関わらないところには行き渡らないのです。薬による多大な恩恵があるとしても、その反面、薬は私たちの酵素を大量に奪い取っていくものであることも知っておいてくださいね。

ストレスをためると酵素が減る

病気の引き金になると言われるストレス。
どうして、そうなるのでしょうか。

ストレス太りのメカニズム

前回、酵素の働きがなければ、私たちは生きることができないということをお話ししました。

酵素は、腸や肝臓、肺や脳など、身体《からだ》中のいたるところで活動しています。ですから、アルコールを大量に摂取し、肝臓に負担をかければ、酵素はそれだけ奪われますし、タバコを吸って肺を汚せば、その汚れを取り除くために、より多くの酵素が奪われます。

同様に、ストレスをため込めば脳が疲労し、多くの酵素が使われます。辛い出来事を経験すると白髪になると言われますが、それはストレスによって酵素が奪われ、髪を黒くする酵素に回せなくなるためです。ストレスが病気の引き金になると言われるのも、ストレスによって酵素が奪われ、免疫に回されるべき酵素が少なくなるためです。

ストレス解消のためにヤケ食いをする方も多いと思いますが、それは精神的なストレスがあるところに、肉体的なストレスを重ねることにほかなりません。食べる量が多ければ多いほど、身体に消化吸収というストレスが重くのしかかるため、体内の酵素が大量に失われてしまうことになります。しかも、酵素が消化に総動員されてしまえば、代謝に回る酵素は手薄になります。代謝が悪くなれば、太ることは目に見えています。ストレス太りと言われる現象は、こうして起こるのです。

積極的に摂り入れたい食物酵素

食べすぎ、薬の服用、飲酒、喫煙、ストレスと、体内酵素の敵は多々あります。しかも、体内酵素は無尽蔵につくられるものではありません。

そこで、積極的に摂り入れたいのが、食品からの食物酵素です。酵素を含む食べ物は、野菜、果物、発酵食品などで、私たちが普段口にしているものばかりですが、実は食物酵素にも敵がいるのです。

一つは、体内酵素と同じく「ストレス」。そして、もう一つが「熱」なのです。食物酵素は四八度以上に加熱すると、死滅すると言われています。

私たちは、野菜、果物、発酵食品を日常的に食べていますが、残念ながら加熱してしまうと、それらの食物から酵素を得ることができなくなります。つまり、酵素を摂り入れるためには、「生」の野菜や果物を食べる必要があるのです。大根おろしが消化を助けると言われているのも、中に含まれているアミラーゼ、プロテアーゼ、リパーゼなどの消化酵素の働きによるものです。消化を助けることができれば、体内酵素のムダ遣いをストップできるというわけです。

酵素の働きに必要な補酵素

日々、私たちの身体は大量の酵素を消費していますが、酵素は単体では活動することができません。酵素が身体の中で働くには、補酵素と呼ばれるものが欠かせないのです。酵素と補酵素がタッグを組むことによって、体内の化学反応が行われるのです。

酵素がタンパク質からできているのに対し、補酵素はタンパク質以外のもの、いわゆるビタミン、ミネラルと呼ばれるものでできています。ビタミン（B_1、B_2、B_3、B_5、B_6）、コエンザイムQ_{10}、マグネシウム、鉄、マンガン、イオウをはじめ、補酵素にはいろいろな種類があります。

補酵素として働くビタミンとミネラルも、残念ながら、身体の中でつくることができません。ビタミンやミネラルは、野菜、果物、海藻、きのこなどに含まれており、それらの食べ物をバランスよく摂り入れないと、私たちの生命活動は円滑に行われないのです。

しかしながら、昨今は野菜や果物の栄養価が低下しています。たとえば、ニンジンなら、昔と今とでは同じ一本の中に含まれるビタミンやミネラルの量に大きな差があるのです。以前なら一本食べれば十分に摂ることができた栄養素が、今や、二、三本食べなければ摂ることができなくなってしまったのです。

三大栄養素の摂取量に対する微量栄養素のバランス

そこで、不足しがちな微量栄養素を補うために登場したのが、サプリメントというわけです。一日に必要と言われる微量栄養素を手軽に摂ることができると、健康志向の高い人やストレスのかかる生活を送っている人の間で重宝されています。

しかし、ここで気をつけたいのは、そのサプリメントが何からつくられているかということです。サプリメントを摂るのであれば、合成品ではなく、できるだけ自然な天然由来のものにしてくださいね。

私たちは、足りないと言われればそれを補ってバランスを取ろうとします。もしも、食料自体が不足している状態であれば、足りない部分をプラスすることによって、バランスを取るべきでしょう。

しかし、これまでもお伝えしてきたように、私たちが今生きているのは飽食の時代です。ただでさえ食べすぎのところに、さらに何かをプラスしても補うことはできません。ムダに酵素を消費するだけで、逆にバランスの悪さを増長してしまうでしょう。

微量栄養素の不足は、タンパク質、糖質、脂質の三大栄養素の摂取量を減らすことによっても相殺することができます。肝心なのは、三大栄養素の摂取量に対する微量栄養素の摂取量のバランスなのです。

「押してダメなら引いてみな」と言われるように、食についても「プラスする」ことから「マイナスする」ことへの発想の転換が必要なのではないでしょうか。

主食としてのごはんを見直してみませんか？

日本人は食事のことを「ごはん」と言います。
日本人とごはんは、切っても切れない関係にあるのです。

がらりと変わった日本人の食生活

日本人はかつて、米を主食とし、味噌汁と野菜や魚などの主菜を食べていました。ところが第二次世界大戦後、アメリカからパンと牛乳が入ってきたことにより、日本人の食生活は大きく変わってしまったのです。

「日本人は米を食べていたから戦争に負けた」「米を食べるとバカになる」戦争に負けたコンプレックスを持っているところへ、こういった根拠のないうわさが流れ、しかもパンと牛乳を柱とした学校給食制度が導入されたため、パンと牛乳はまたたく間に日本人の食生活に浸透していきました。今や、日常的に、パン、牛乳というかつて日本食には存在しなかった食べ物が、私たちの食卓を飾るようになりました。

一方、主食だった米は、消費量が減り続けています。二〇一一年には、なんと一世帯あたりの米の支出額がパンの支出額に抜かれてしまったのです。

つい手が伸びてしまうパン

中には家で焼くと言う人もいますが、パンはできあがったものを買ってくることがほとんど。つまり、手軽に食べることができます。中には一週間たっても腐らない商品もあり、保存に気を使うこともありません。

でも、ごはんは基本的に家で炊きます。パックものも売られていますが、パンを買うように、日常的にごはんを買う人は多くはありません。ごはんを炊くとなれば、炊き上がるまでにも時間がかかりますし、炊いたごはんをしばらく放置しておけば傷んでしまい、食べられなくなります。

パンはごはんに比べ、食べるまでの手間もかからず保存も楽です。こうした手軽さから、忙しい人や一人暮らしの人は、ついパンに手が伸びてしまうのでしょう。

パンは主食となりうるのか

日本のレストランでは多くの場合、メインディッシュを決めると、パンまたはライスの選択ができるようになっています。注文のときに、「パンにしますか？　それともごはんにしますか？」と聞かれるため、私たちはあたかも、パンとごはんが同じ意味合いを持つ主食であるかのように思っています。しかし日本人にとって、パンは主食となりうるのでしょうか。

そもそも私たちは食事のことを何と言いますか。「ごはん」と言いますよね。そう、「ごはん」はお米を炊いたものを指す言葉であると同時に、味噌汁からおかず、漬物まで、すべてをひっくるめた食事全体をあらわす言葉でもあるのです。それくらい日本人とごはんは、切っても切れない関係にあるのです。

日本の環境に適した米の栽培

お米は高温多湿の環境で育ちます。まさに日本の環境ですね。環境に適した作物を栽培すれば、無理なく自然に育ちます。だから日本人は米を栽培し、米を主食としてきたのです。

「身土不二《しんどふじ》」という言葉があるように、身体《からだ》と土地は切り離すことができません。環境に合った食べ物は、その環境に暮らす人々の身体にマッチし、健康を支えています（身土不二については、本章の「風土に合っていない食べ物で満たされている日本人の胃袋」で詳しく解説します）。

一方、パンの原料である小麦は寒冷地で育ちます。日本で小麦を普通に栽培できるのは北海道だけです。戦後、パンを食べる文化が浸透したのは、アメリカから小麦を大量に輸入したからです。気候の異なる遠い国からわざわざ運ばれて来た小麦を原料にしてつくられるパンは、日本に暮らす私たちの身体に、果たして合うものなのでしょうか。

作物は土地の影響を受け、人は作物の影響を受けます。日本人は長きにわたってお米を主食としてきたので、その食物繊維を消化するために、長い腸を持つようになりました。ごはんこそが、私たち日本人のＤＮＡを形づくってきたのです。

不自然な形でもたらされた欧米の食生活

環境の変化に適応することによって、人間は生きてきました。日本の環境が徐々に変化し、米には向かないが小麦はよく育つという風土に変わっていくのであれば、ゆるやかな変化に対応して、日本人の身体も小麦を主食とする身体に変わっていくことができるでしょう。

しかし、戦後の食生活の変化は、決して自然環境の変化によるものではありません。欧米の食生活を日本人が積極的に受け入れ、アメリカから小麦を大量に輸入したことによって起こった不自然な変化なのです。

しかもその変化は、自然の速度では考えられないくらい急激に進みました。ゆるやかな変化であれば、身体も適応していくことができます。けれど、急激な変化に適応するのは非常に難しいことです。急激な変化を強いられた身体が悲鳴をあげないはずがありません。現代の日本人は、かつての日本人が患ったことのないような病気に苦しんでいますが、その背景には、こうした食生活の変化が大きく影響しているのではないでしょうか。

パンに限らず、スパゲッティやうどんなど、小麦粉からできたものが主流となり、ごはんはほとんど食べないという方も多くいます。そのことが日本人の免疫力を少しずつ落とすことにつながっているのかもしれません。

パンに否定的な意見を並べてきましたが、実は、私はパンが大好きです。焼き立てのパンの香りは、私を幸せな気持ちにしてくれます。ただ私の中では、パンはあくまでもサブの主食で、メインはやっぱりごはんです。

お米と小麦、その育つ環境も理解したうえで、今一度、主食としてのごはんを見直してみませんか。

見直してみませんか？ 主食に伴う主菜について

なぜ、ごはんと焼き鮭は合うのに、
パンと焼き鮭は合わないと感じるのでしょうか。

前回、「ごはんこそが、私たち日本人のDNAを形づくってきた」ということをお話ししました。スパゲッティ、ピザ、ラーメン、エスニックなど、多様な食文化を受け入れている現代でも、お母さんが声かけしてくれる言葉は、「ごはんよー」ですね。

人間を含め、生物は環境の変化に適応することによって、その生命をつないでいきます。私たち日本人がパンを食べるようになった背景には、自然界のおだやかな環境変化ではなく、戦後の高度経済成長が影響していることもお話ししました。

高度成長、欧米化の波に飲み込まれた私たち日本人の身体《からだ》は、この食事環境の変化についていけず、悲鳴をあげています。今回は主食に伴う主菜について考えてみましょう。

ごはんのおかずは塩鮭　パンのおかずはムニエル

意識して考えたことはあまりないかもしれませんが、ごはんとパンを主食とした場合、それぞれに合わせる主菜が大きく違ってくることに気づきます。たとえば、鮭を主菜にするとしましょう。ごはんなら鮭に塩を振って焼けば、ピッタリのおかずになります。けれど、パンに塩鮭は合いません。パンのおかずにするのであれば、ムニエルやフライにしたくなりますよね。

ごはんであれば、塩鮭でもムニエルでもフライでも、おいしく食べることができますが、パンはそういうわけにはいきません。もしも、トーストと焼き鮭を一緒に出されて、「どうぞ召し上がれ」と言われたら、だれもが、「この組み合わせは合わない！」と感じるはずです。

では、なぜ、ごはんと焼き鮭は合うのに、パンと焼き鮭は合わないと感じるのでしょう。

その理由の一つに、ごはんとパンの調理法の違いがあります。調理をする際、ごはんは「炊く」のに対し、パンは「焼く」のです。ごはんはお米に水を加えて炊き上げますが、パンは水分を飛ばして焼き上げます。

つまり、ごはんに比べてパンは水分が少なくてパサパサしています。パサパサしているから、滑らかに喉を通すための油分が必要になるのです。

ごはんは水分を含んでいるので、単独で食べても、喉をスムースに通っていきます。しかしパンの場合には、どうしてもバターやマーガリンを塗りたくなります。パンだけではパサパサしていてのどを通っていかないことを、私たちは経験的に知っているからです。


つまり、ごはんの代わりにパンを主食にすると、ごはんでは必要としない余分な油分を必然的に摂ってしまうのです。「おにぎり」なら、炊き立てのご飯に塩鮭で最高の一品になりますが、「サンドイッチ」となると、具材には必ず油分のあるものを加えなければなりませんよね。

一日一回フライパン運動

戦後間もない昭和二〇年代、日本では「一日一回フライパン運動」なるものが展開されたそうです。食料不足からくる栄養不良を改善することを目的とした運動で、カロリーの高い油を食生活に摂り入れるために、フライパン料理が推奨されたのです。そのために、キッチンカーが軽やかな音楽とともに街を賑わしていたそうです。そのキッチンカーでは、どんな料理を紹介していたのでしょうか。

当時の献立をのぞいてみると、「ほうれん草のバターいため」「トーストと中華風サラダ」「フィッシュサルシャード（魚の油焼き）」「茄子《なす》のフリッター（茄子を縦割りにしてハムをはさみ、卵、牛乳、小麦粉を溶いたものを付けて油で揚げる）」など、油をふんだんに使ったカタカナ料理が紹介されています。そして、今ではすっかりポピュラーになった「ピラフ」「シチュー」「カレーライス」「ハヤシライス」「ホットケーキ」「スパゲッティ」なども、キッチンカーから私たちの食卓に広がったのです。

近代的で望ましい食生活のあり方

それまで日本人は、わざわざ油を使わなくても、食物の中から油分を十分に摂ってきました。それゆえ、かつての日本には「フライパン」という調理器具はなく、調理法にしても、煮る、炊く、蒸すといったものが主流であり、油を使って炒めたり、揚げたりする料理は、ほとんどありませんでした。それまで、煮る、炊く、蒸すといった時間と手間をかけていた調理がフライパンを使うことで、あっという間にツヤツヤのおいしそうな仕上がりになるので、台所を任せられている主婦たちは、フライパンの虜《とりこ》になってしまったのです。

さらに、当時の参考文献には以下のように書かれています。「カタカナ食品の多くは日本の伝統的食品ではなく欧米流の料理であり、それが近代的で望ましい食生活のあり方だと説明を受けると、主婦たちはなるほどと思ってしまうのである」

今やフライパンは調理器具の代表選手として、どこの家庭にもあります。しかも、今の日本は「フライパン運動」がくり広げられていた昭和二、三〇年代とは様変わりし、食べ物があふれ返っています。多くの日本人は、十分すぎるほどのカロリーを摂取しており、むしろカロリー過多を懸念すべき状態にあるのです。

以前お話しした「飽食なのに栄養失調」という現代人の実情は、主食としてのごはんの代わりにパンを食べるようになったこと、そしてフライパンという油を使う調理器具が浸透したことと決して無関係ではないのです。

あなたは牛乳を飲みますか?

牛乳は牛のおっぱいです。
赤ちゃん牛のための牛乳を人間の大人が飲み続けるのはおかしなことです。

「牛乳は身体《からだ》にいい」という牛乳信仰

前回はパンのお話をしましたが、戦後、学校給食制度の導入により、パンとともに日本人の食生活に新たに組み込まれることになったのが牛乳です。「栄養価に優れている」と国家的な刷り込みが行われたため、「牛乳は身体にいい」という牛乳信仰を持っている人は、今もなお多くいるようです。

確かに、牛乳は完全栄養食品です。ただし、牛の赤ちゃんにとっての完全栄養食品です。私たち人間も、生まれて間もないころは、完全栄養食品である母乳を飲んで成長します。

しかし、いくら完全栄養食品であるからといって、母乳を飲み続けることはありません。歯が生えてきたら断乳をします。同様に、牛の場合も、赤ちゃん牛にとっての完全栄養食品である牛乳を飲み続けることはありません。

牛乳を飲む習慣がなかった日本人

地球上には四〇〇〇種類の動物がいると言われていますが、歯が生えた大人になってから、しかも種が違う動物の母乳を飲むのは人間だけです。ほかの生物の肉を食べる動物はいても、母乳を横取りする動物は、どこを探しても人間以外にいません。

つまり、人が牛乳を飲むこと自体、とても不自然なことなのです。もちろん、環境的な条件から必要に迫られて、牛乳を栄養源としてきた人たちもいます。それは生まれ育つ風土の事情によるものであり、生きる術として牛乳を取り入れてきたのです。酪農民族の人たちは、長い歴史の中で、身体が牛乳を吸収できる仕組みをつくっていったのです。

しかし、日本人は酪農民族ではありません。お米を主食としてきた農耕民族です。第二次世界大戦が終わるまで、牛乳を飲む習慣はなかったのです。

日本人に多い乳糖不耐症

また、牛乳には乳糖という成分が含まれているので、乳糖を分解するにはラクターゼという酵素が必要になります。ところが、このラクターゼをしっかり持っている日本人は、なんと全体の一五％しかいないと言われています。牛乳を摂取する習慣がなかったので、日本人には牛乳を分解する酵素を持っている人が少ないのです。

「牛乳を飲むとお腹がゴロゴロする」「牛乳を飲むと決まって下痢になる」というお父さんの話をよく聞きますが、これはラクターゼを持っていないため、乳糖を分解することができないからです。これが、いわゆる乳糖不耐症です。牛乳に含まれる乳糖を分解できないので、下痢をしてしまうのです。

牛乳を飲むとお腹がゴロゴロする人のためにという触れ込みで、乳糖を除去した乳飲料が売られていますが、実際のところ、そこまでして牛乳を飲まなければならない理由はあるのでしょうか。

「牛乳を飲むとお通じがよくなる」という話もよく聞きます。便秘は良いことではありませんが、だからといって乳糖を分解できないことでお腹をゆるくして便秘を解消するというのもいかがなものでしょうか。

牛乳は骨粗しょう症を予防しない

アレルギー反応が出る人は、アレルギーを引き起こす原因となる食物を食べないようにします。ところが牛乳の場合、たとえそれが自分にとって下痢を引き起こす食品であっても、無理をしてまで飲もうとする人が多いようです。

「カルシウムを摂るために」「骨粗しょう症の予防に」という理由から、好きでもないのに無理をして牛乳を飲む人がいるようですが、残念ながら牛乳を飲めばカルシウムが豊富に摂れるというわけではありません。

確かに、牛乳にはたくさんのカルシウムが含まれています。しかし、それ以上に多くのリンが含まれています。リンにはカルシウムを体外に排出する作用があるため、牛乳を飲んでも牛乳に含まれるカルシウムはリンとともに流れ出てしまうのです。しかもそのリンは、私たちの体内にあるカルシウムまで奪ってしまうのですから恐ろしいことです。

ウシとヒトでは、必要なミネラルバランスもそれぞれ違います。牛のおっぱいには牛の赤ちゃんが成長するために、人間のおっぱいには人間の赤ちゃんが成長するために必要な栄養が含まれているのです。人間より成長の早い牛のおっぱいにたくさんのカルシウムが含まれているのは当然のことです。

ちなみに、古くから牛乳を飲む文化がある欧米人と日本人を比べると、骨粗しょう症の発生率は欧米人のほうが高いと報告されています。また、現代人よりも牛乳を飲む習慣がなかった昔の日本人のほうが、よほど骨が丈夫だったと言われています。このことからも、牛乳は骨粗しょう症を予防するわけではないことが推測されます。

牛乳は本当に必要なのでしょうか

牛乳をめぐっては、母牛に与えられるホルモン剤や抗生物質などが問題になっていますが、ホルモン剤や抗生物質を使っていないから安全な牛乳だと言う前に、そもそも牛のおっぱいを大人が飲むことに疑問を持ってみてはいかがでしょうか。おいしいと思って飲む牛乳ならまだしも、骨を強くするために苦手な牛乳を我慢して飲む必要があるのでしょうか。

幼稚園、小学校、中学校と、給食には必ず牛乳が添えられ、病院食には必ず牛乳がついてきます。「文部科学省が推奨しているから大丈夫」「テレビのＣＭで国産と言っているから安心だ」という思い込みを捨てて、自分の身体にとって本当に必要なのかを問う姿勢を、ぜひとも持ちたいものですね。これは牛乳に限ったことではありません。

免疫力を下げる不自然な食べ物

できるだけ添加物が少ない食品を選びましょう。
それが免疫力を下げない一歩になります。

食品添加物とは

今回は、私たちが知らず知らずのうちに口にしている食品添加物についてお話しします。

通常、食べ物は時間が経つにつれ、劣化が進みます。柔らかかったものは硬くなり、コシがあったものは伸び、みずみずしかったものはしんなりし、鮮やかだった色はあせ、最終的にカビが生え、腐ります。これは食べ物がたどる運命であり、自然の姿なのです。

ところが、今の私たちの周りには、いつまでもフワフワ、いつまでもシャキシャキ、いつまでもツヤツヤでカビも生えず、腐らない食品がたくさんあります。いつまでもできたての食感が味わえ、保存が可能というのは革命的なことですが、いったいどうすれば、自然の摂理を超越したマジックのようなことが可能になるのでしょうか。

それらはすべて食品添加物のなせる技です。食品添加物とは、「食品の製造の過程において、または食品の加工もしくは保存の目的で、食品に添加、混和、浸潤その他の方法によって使用するもの」（食品衛生法四条第二項）を指します。

自然の摂理をゆがめる合成添加物

人類は、食品を保存、加工するために、古くから塩をはじめ、天然の添加物を使ってきました。ところが、近年、工場で食品の加工が行われるようになってからは、化学的に合成された添加物が多数使われるようになりました。

いつまでもできたての状態を保っている食品、いつまでも腐らない食品は、ほとんどが食品工場でつくられたものであり、そこには必ず化学的に合成された添加物が入っていると言っていいでしょう。添加物を使うことで腐らないようにしている、つまり自然の摂理をゆがめているのです。

もちろん日本では、天然添加物、化学的合成品にかかわらず、食品添加物は、厚生労働省が指定したものしか使うことができません。つまり、「健康を損なう恐れがない」というお墨つきの添加物しか使われていないということです。

酵素のムダ遣いを招く化学合成品

できたての状態を持続させ、腐らない食品をつくり出した技術はすばらしいと思います。けれど、どんなにすばらしい技術が駆使され、国のお墨つきがあっても、その使用量ならば「健康を損なう恐れがない」ということにすぎず、添加物を複数使った場合の安全性や、重ねて摂ったことで起こる化学変化などを見越したものではありません。

「健康を損なう恐れがない」ということは、決して「身体《からだ》にとってよい」ことを意味しません。そして、自然界にはない新たな化学合成品を身体に入れることは、酵素のムダ遣いをすることになります。以前もお話ししましたが、身体に摂り入れたものは、酵素の力によって排泄《はいせつ》されやすい形に分解されていきます。しかし、身体にとって未知のものは、その分解にもたくさんの酵素が使われるのです。

酵素のムダ遣いは、ダイレクトに免疫力の低下につながります。さらに、現在認可されている添加物の中には、発がん性が高いなど、その危険性を指摘されているものが数多くあるのです。

日本は食品添加物大国

ちなみに、日本は食品添加物の認可数が多く、イギリスの二〇倍、ドイツの六倍、アメリカの三倍もの添加物が使われているといいます。日本人は薬と同様、添加物が好きな国民と言わざるをえません。

日本で添加物が多く使われる背景には、科学技術の進歩とともに、私たち消費者のニーズが大きく反映されています。いつまでもフワフワのもの、いつまでもサクサクのもの、いつまでもみずみずしいもの、そしてなかなか腐らないものを多くの消費者が望み、そうした商品を選んで購入しているのです。そのような消費者のニーズに応えて、食品工場は添加物を加えた不自然な食品を製造しているわけです。

女性の身体にたまりやすい添加物

劣化しない、腐らないということは、自然に反することです。不自然なものを体内に摂り込めば、身体の自然な流れは少なからず滞ります。そして、体内で分解できなかった不自然なものは、毒素として身体にたまっていきます。

添加物は男性よりも女性のほうがたまりやすくなっています。なぜなら、添加物は脂分にたまりやすい性質があり、女性のほうが体内に脂肪が多いからです。これは、やせている人でも同様です。やせていても、女性としての機能を守るために必要な脂肪を蓄えているからです。

微量であれば「健康を損なう恐れがない」添加物であっても、積もり積もれば微量ではなくなります。添加物が身体に堆積したときにどうなるのかは、まだだれにもわかりません。化学的合成品である食品添加物が広く使われるようになったのは、第二次世界大戦後のことです。つまり、日本人は今、国民的に

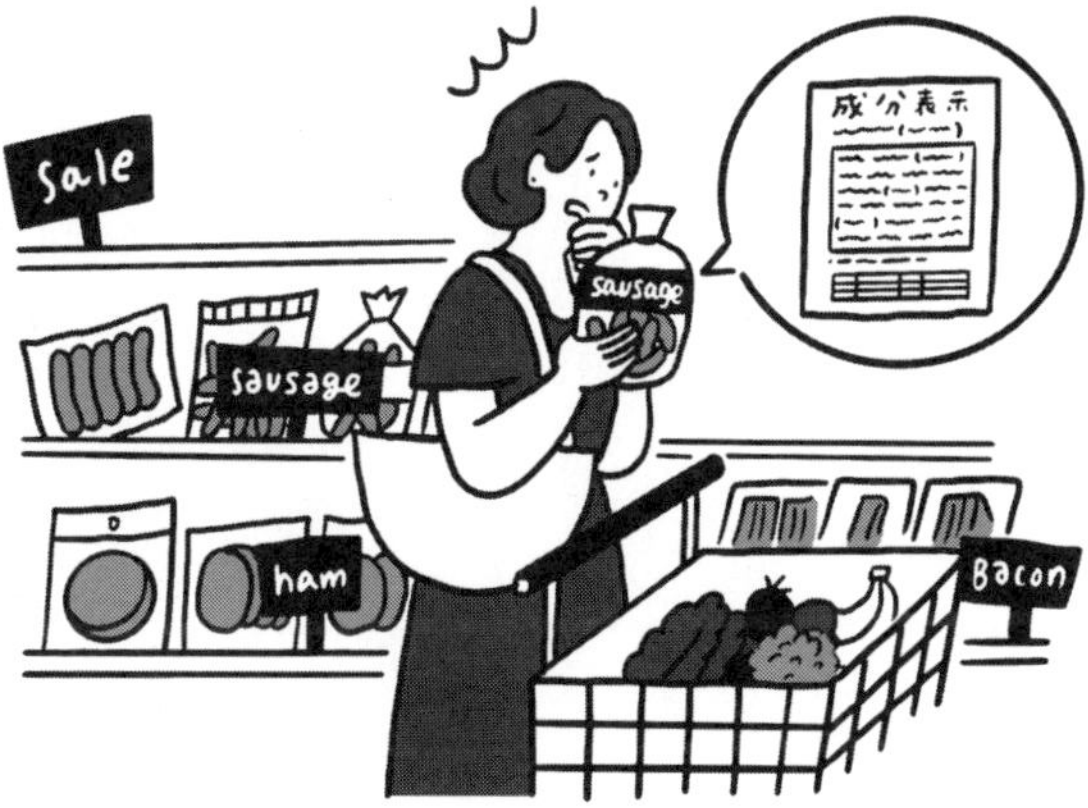

食品添加物による人体実験を行っているようなものなのです。

市販されている加工食品には、必ず食品表示がつけられています。行き慣れたスーパーやコンビニで、なじみのある食品を買うときには食品表示を見ることなどないかもしれません。しかし、口に入る食品は私たちの身体をつくる材料です。食感やおいしさだけではなく、それにどんなものが含まれているのかにも関心を持ちたいものです。

食品表示を見て、まずはできるだけ添加物が少ないものを選ぶことを意識してみましょう。それが免疫力を下げない一歩になります。

風土に合っていない食べ物で満たされている日本人の胃袋

さまざまな国から大量に輸入される不自然な食品。身体《からだ》はそれらの食べ物をどう受け止めているのでしょうか。

日本にはあふれるほどの食べ物があります。スーパーには世界中から集められたさまざまな食材や食品が並び、街には中華、フレンチ、イタリアンをはじめ、各国の料理を出す専門店が軒を並べています。

コロナ禍でお取り寄せをする家庭も増え、国内外の食材、料理を家にいながら食べることもできます。こんなに便利な国、日本は、いったいどのくらいの食料を賄《まかな》えているのでしょうか。

食料自給率とは

「食料自給率」とは、その言葉のとおり、私たちが食べる「食料」を日本国内で「自給している率（割合）」のことです。「自給している割合」は、「日本全体に供給された食料」に対して、「日本で生産した食料」がどれくらいの割合かということです。「食料」には、日本で流通している「すべての食べ物」が含まれますが、アルコールは嗜好品《しこう》なので対象外とし、自給率の計算には含まれていません。

食料自給率を計算するには、すべての食料を「共通のものさし」で換算し、すべてを足して計算する方法を用います。

一つの「ものさし」が「カロリー」です。食料は人間が生きていくために欠かすことのできないものです。この食料安全保障の観点から、最も基礎的な栄養価である熱量（カロリー）に着目したものが「カロリーベースの食料自給率」です。農林水産省の最新のデータでは、国民一人一日当たりに供給している全品目の熱量の合計に占める国産の割合が三八％となっています。

もう一つの「ものさし」が「金額」です。食料の生産額や輸入額を基に計算した自給率が「生産額ベースの食料自給率」です。令和元年度のデータによると、食料全体の供給に要する金額の合計に占める国内生産額の割合は、六六％となっています。

カロリーベースの食料自給率は、単位重量当たりのカロリーが高い米や小麦、油脂類の影響が大きくなります。一方、生産額ベースの自給率は、単価の高い畜産物や野菜、魚介類の影響が大きくなります。また、輸入品より国産品のほうが高い傾向にあるので、国内生産額が高くなり、生産額ベースの自給率は、カロリーベースより高くなるのです。

大量に輸入される不自然な食品

二〇一八年の日本の自給率はカロリーベースで三八％とお話ししましたが、七三％だった一九六五年から著しく低下しています。日本は現在、自国で消費する食料の六〇％以上を海外の食物に頼っているのです。

さまざまな国から食料を輸入することで、私たちの食生活はバラエティに富んだものになりました。日本では採れない食べ物を口にし、季節外れの食べ物を当たり前のように食べるようになりました。

それは一見豊かな暮らしのように思えますが、自然の流れから見れば、明らかにゆがんでいます。たとえば、夏の風物詩であるスイカは水分を多く含み、身体を冷やす作用があります。そのことを身体がよく知っているからこそ、暑い季節にスイカを食べたくなるのです。ところが、冬でも輸入もののスイカを口にすることができます。

本来なら食べることができなかった食物を、大量に輸入することができるようになった日本人の味覚は、満足しているかもしれません。しかし、身体はそれらの食べ物をどう受け止めているのでしょうか。

不自然なものを摂り入れれば、身体の中で不自然なことが起こるのは当然のこと。大きな病気を患わないまでも、原因不明のちょっとした身体の不調は、こうした食べ物のゆがみと無関係とは言えません。

しかも、遠い国から運ばれてくる食品には、鮮度を保つための化学的な処理が施されていることがあります。ポストハーベストといって、輸送中にカビなどが繁殖しないよう、収穫後に防カビ剤などの薬剤を散布するのです。収穫してから消費者の手元に届くまでに散布されるこのような農薬は、栽培中に散布される農薬よりも残留度が高いとされ、身体への影響を懸念する声も少なくありません。

「身土不二《しんどふじ》」の教え

「見直してみませんか？　主食としてのご飯を」でもお話しした「身土不二」について、詳しく解説していきます。

現在の福井県出身の医師、薬剤師で、玄米と食養の祖とされる石塚左玄の考え方をもとに設立された「食養会」のスローガンとして掲げられた言葉です。身体と土とは一つであるとし、人間が足で歩ける身近なところで育ったものを食べ、生活するのがよいという教えです。

「三里四方の食によれば病知らず」という格言もあります。三里といえば一二キロ四方で、端から端まで歩いても三時間ほどの距離です。その範囲で採れた地元の食材で生活するのが健康によいということです。

車も飛行機もない時代に新鮮な魚介類や野菜が手に入るのは、そのくらいの範囲だったのかもしれません。しかし同時に、季節外れの食、異国の食は身体によくないという知恵もそこにはあったはずです。

食料自給率の話をきっかけに、ご自身の「食」を見直してみてください。たとえば、今が旬の食べ物は何だろう、この食材の産地はどこだろう、どうやって調理すればおいしくなるのかな、と考えてみてください。

そんなことを考えながら、スーパーや外食店で食べ物を選ぶのも楽しいと思います。そして、食卓を囲みながら、自分を元気にしてくれる食べ物の話をしてみてくださいね。

健康を維持する引き算の発想

食べる総量を減らすという引き算の発想が、
健康を維持する大きなポイントになります。

食品ロスの現状

今回は「食品ロス」についてお話しします。食品ロスとは、本来食べられるにもかかわらず、捨てられてしまう食品のことです。

現在の世界では、世界中の人たちが十分食べられるだけの食料生産量を維持しています。しかし、そのうち、なんと三分の一が食品ロスで失われているのです。

国連経済社会局人口部が発表した「世界人口推計二〇一九年版」によると、今後三〇年間で世界人口は二〇億人増加し、二〇五〇年には九七億人に達するというのです。

現在でも、途上国を中心に八億人以上（約九人に一人）が十分な量の食べ物を口にできず、栄養不足で苦しみ、五秒に一人の子どもが飢餓によって命を落としていると言われています。その一方で、先進国では余った食料がまだ食べられるのに捨てられています。

食品ロスに関して何も手を打たず、今のままの状況が続けば、人口増加に伴って栄養不足で苦しむ人がますます増え、貧困に拍車がかかってしまうのです。

日本の現状

平成二九年度の総務省人口推計と食料需給表によると、日本の食品ロスは年間六一二万トンに及びます。実に東京ドーム五杯分に匹敵する量です。前回お話ししたとおり、日本の食料自給率は三八％ですから、六二％を輸入に頼る一方、これだけの量の食品を廃棄していることになります。日本人一人当たりで試算すると、一日約一三二グラムの食品ロスとなり、毎日おにぎり一～二個分を捨てている計算になります。

大量に捨てるのは、スーパーやコンビニ、外食産業だと思っている方も多いと思いますが、実は食品ロスのうち、約半分が家庭から出ていることをご存じでしょうか。もったいないと思いながらも、「食べ切れなくて」「おいしくないから」「冷蔵庫に入っているのを忘れて」ムダにしてしまったという経験は、だれしもありますよね。


日本での食品ロスの原因は、大きく分けて二つあります。一つは、スーパーやコンビニなど小売店での売れ残りや返品、飲食店での食べ残し、売り物にならない規格外品といった事業系食品ロスで、合計三二八万トン。その内訳は、外食産業一二七万トン、食品製造業一二一万トン、食品小売業六四万トン、食品卸売業一六万トンとなっています。

もう一つは、家での料理のつくりすぎによる食べ残し、買ったのに使わずに捨ててしまう廃棄、料理をつくるときの皮のむきすぎなどの家庭系食品ロスで、なんと二八四万トンもあるのです。

食べ物がムダになる仕組み

家庭系食品ロスだけでなく、事業系食品ロスにも、私たちは大きく関与しています。私たちが、見た目のよさや安さを求めるため、容器にへこみがある商品は店頭に並べられないので事業者が処分していますし、運搬にムダが出る不揃いなサイズの農作物なども出荷できないため、生産者が処分しています。

二四時間いつでも食べたいという私たちのわがままなニーズに応えるため、初めから廃棄を想定したうえで大量に生産され、仕入れている食品もたくさんあります。次々と新商品が発売されるということは、それを並べる棚から古い商品が撤去され、処分されているということなのです。

このように、日本人の多くは、「欲しいものが食べられるのは当たり前」になっていて、さらなるニーズに応えるために大量の食べ物がムダになってしまうのです。

身体《からだ》に入ってくる添加物の量を減らすコツ

前々回、免疫力を下げる要因となる添加物の過剰摂取のお話をしました。できることなら不自然な食べ物は口にしたくありませんよね。しかし、添加物大国であり、食物の六〇％以上を海外から輸入している日本では、自然な食べ物だけをコンスタントに摂取するのが至難の技であることはすでにお話ししたとおりです。

国内で栽培され、製造されている安心安全な食べ物を探し、それらを取り寄せるというようなことを日常的に続けられる人は限られています。なるべく良いものを取り入れるという意識は大切ですが、必要以上に食べないという発想も、食生活に応用すべきでしょう。

日本人の多くが食べすぎの状態にあります。食べすぎを改めれば、知らぬ間に入ってくる合成品の量も減らせますし、腸の負担が少なくなり、腸内環境が整います。

何でも手に入れることができる恵まれた環境にある私たちは、とかく足りないものを補おうとしがちです。しかし、飽食の日本においては、何を食べるかという足し算の発想ではなく、食べる総量を減らすという引き算の発想が健康を維持する大きなポイントになると思います。この引き算を意識することが、

「食べきれない食品を買いすぎない」「食べられる分だけ調理する」といった食品ロス対策にもつながります。

新型コロナによって私たちの食生活も大きく変化しました。ウィズコロナの時代に食品ロスについてさらに考え、自分の免疫力を整えることだけでなく、日本や世界の現状にも考えをめぐらせ、家庭や個人でもできることを実行していきましょう。

世界で見る食品ロス

自国の食料事情にも厳しい目を向け、
ゆがんでしまった食生活を正していくことが、
免疫力を上げる生活につながるのです。

「世界食料デー（一〇月一六日）」は、国連が定めた世界共通の記念日です。世界中の人々が協力し合い、最も重要な基本的人権の一つである「食料への権利」を実現し、飢餓を解決することを目的に制定されました。

食べ物は足りている

世界の穀物生産量は、毎年二六億トン以上あります。前回もお話ししましたが、今、世界ではすべての人が十分に食べられるだけの食料が生産されていると言われています。それにもかかわらず、世界では八億人以上、九人に一人が慢性的な栄養不足です。

飢餓に直面している人たちの約七割が農村部に住み、そのほとんどがアジアやアフリカなどに住む小規模な農家です。このような地域では、農作物を栽培できる時期が雨季の数か月に限られていたり、雨水などの自然に頼った農業を行っています。

そのため、雨の降る時期が遅れたり、日照りが続くなど天候が不順になると、農作物の収穫に大きく影響してしまいます。また、安定した収入も得られなくなるため、病院や学校が近くにあったとしても、通院できない、通学できないなど、生活全般に影響します。

発展途上国での食品ロス

世界では毎年、食用に生産されている食料の三分の一にあたる一三億トンが捨てられています。日本のような先進国では、「食べ残し」や「賞味期限切れ」など、消費段階で捨てられる食品ロスが起こっています。

実は、開発途上国でも、先進国と同様に食品ロスが発生しています。農作物をつくっても、「技術不足で効率よく収穫ができない」「流通させることができない」「保存設備が整っていない」「加工するための技術や施設がない」など、インフラが整っていないため、市場に出回る前に腐ってしまったりして、必要な人に届く前に、やむをえず捨てられてしまうことが多いのです。

環境を守るために

前回は食料危機という観点から食品ロスを考えましたが、実は食品ロスが与える影響の一つとして、地球環境への負荷が挙げられています。

余った食べ物は、加工業者や流通業者、飲食店、家庭などからごみとして出されます。これらは処理工場に運ばれ、可燃ごみとして処分されますが、水分を含む食品は、運搬や焼却の際に二酸化炭素を排出します。食料の廃棄によって発生する二酸化炭素の量も、米国、中国に次いで日本は三番目となり、地球環境にも大きな影響を与えているのです。また、焼却後の灰の埋め立ても環境負荷につながります。

食品ロスによって排出される温室効果ガスの量（二酸化炭素換算）は三六億トンで、世界の温室効果ガス排出量の約八％となっています。温室効果ガスは、気温の上昇や雨の降り方などの気候の変化、干ばつや洪水などの異常気象にも影響を与え、農作物をつくる環境を厳しいものにしています。

資源もムダにしている

また、食料を生産するには、水や土地などの資源がたくさん必要なため、食べ物を捨てるということは、地球上の限られた資源をムダにしてしまうことになるのです。

世界で利用されている水のうち、食料を生産するために約七〇％が使われています。たとえば、ハンバーガー一個に使われている小麦や牛肉を生産するためには九九九リットルの水が必要で、これは、私たちが飲んでいる二リットルのペットボトル五〇〇本分になります。捨てられてしまう食料を生産するために、世界の農地の三〇％近くが使われているという報告もあります。

SDGsに掲げられていること

国際社会においては、SDGs（国際社会共通の持続可能な開発目標）の中で、二〇三〇年までに「飢餓をゼロに」すること、「食品ロスをなくすこと」などがターゲット（達成目標）として掲げられています。ＳＤＧｓは一七の大きな目標と、それらを達成するための具体的な一六九のターゲットで構成されています。

一人ひとりの行動が変える食の未来

「食べる幸せ」をみんなで分かち合える世界にするために必要なのは、私たち一人ひとりの行動です。

日本では、私たち消費者が安心、安全な食を求めたことで、スーパーなどの食料品売り場では産地の表示が当たり前になり、生産者の顔が見える商品が多く並ぶようになりました。私たちが自分や家族だけでなく、世界中のすべての人が安心した食生活を送れるような持続可能な食を考えていけば、食料の現状も変わっていくはずです。

そのためには、まず私たちの暮らしや食生活を見つめ直す必要があります。食べきれる量だけ買って食べ残しをしない、できるだけ地元の食材を選ぶといったことから始めてみましょう。

新型コロナウイルスの感染拡大によって、ウィズコロナの時代に向かって新しいライフスタイルや働き方への対応がスタートしています。食品ロスに対しても、もっと関心を持っていただけたらと思います。そして、自国の食料事情にも厳しい目を向け、ゆがんでしまった食生活を正していくべきではないでしょうか。

何よりも、それが免疫力を上げる生活につながるのです。

免疫力を高める食事

免疫力を高めるためには、腸内環境を改善し、免疫細胞の働きを活発にすることが大切です。まずは、規則正しく栄養バランスのよい食事をすることです。

第2章では、「免疫力を高める食事」を中心に考えてきました。今回はその最終回になります。そこで総集編として、今までお話ししてきたことのおさらいをしたいと思います。

免疫力とは

免疫力は、「疫（病気）を免れる力」と書きますよね。免疫とは、一度病気にかかったら二度とかからない、あるいは抵抗力ができる生体反応です。インフルエンザのウイルスや病原菌など、異物が体内に侵入すると、免疫システムが働き、侵入してきた異物から身体《からだ》を守ってくれます。新型コロナウイルスに対しても同様です。

さらに、体内に発生したがん細胞などの異常細胞や老廃物、死んだ細胞を処分したり、傷ついた組織を修復したりするなど、免疫はさまざまな働きを担っています。ですから、免疫力が低いと身体に不具合が生じたり、風邪などの感染症にかかりやすくなります。つまり、免疫力が低下することで、がんやインフルエンザなどのさまざまな病気にかかりやすくなってしまうのです。

「いつも元気で病気をしない人」は、免疫力が高い人とも言えます。免疫力は、食事や運動などの生活習慣を工夫することによって高められると考えられています。

それでは、病気にかかりにくくなる、免疫力を高める食事について考えていきましょう。

免疫力のカギは腸にあり

これまでに何度もお話ししてきましたが、免疫力を高めるために腸が重要な働きをしていることが明らかになってきました。腸は、口から食べた食べ物を消化、吸収する場所です。

私たちが体外から取り込むものは、食べ物だけではありません。ウイルスや病原菌なども侵入してきます。そのため、消化、吸収の役割を担う腸の壁の内側には、免疫をつかさどる免疫細胞が密集しています。

どれくらい存在しているかというと、なんと身体全体の免疫細胞の七〜八割が腸にあると言われています。さらに、小腸の壁に存在するパイエル板では、免疫細胞に有害な異物を覚え込ませ、学習した免疫細胞は腸の免疫に関与するだけでなく、血液の流れに乗って身体中に運ばれ、病原菌やウイルスを攻撃することもわかっています。ですから、免疫力を高めるためには、腸の状態をよくすることがカギになるわけです。

免疫力を高める栄養素

免疫力を高めるためには、腸の環境を改善し、その働きを活発にすることが大切です。そのためには、まず規則正しく、栄養バランスのよい食事をすることです。ヨーグルトなどの発酵食品を積極的に摂ることも大切ですし、食物繊維、オリゴ糖などの栄養素は、腸内細菌叢《そう》を改善して、免疫力を高めてくれます。

免疫細胞そのものを活性化させるために必要な栄養素もあります。タンパク質は細胞の主要な成分です。肉類、魚介類、大豆製品などの良質なタンパク質を摂取することで、免疫細胞の働きをスムーズにしてくれます。

ビタミンAやEなどのビタミン類、亜鉛やセレン、銅、マンガンなどのミネラル類、コレステロールなども、免疫細胞の強化には必須の栄養素です。さらに、イワシやアジなどの青魚に多く含まれるn-3系多価不飽和脂肪酸、抗酸化作用のあるビタミンCやE、身体の中でビタミンAに変わるβ《ベータ》カロテンなども、免疫力を高める効果が期待できます。

このように、免疫力を高めるためには、さまざまな成分が必要であることがおわかりいただけたと思います。

腸内環境は人によって大きく異なります。その状態によって免疫細胞の働きにも大きな差が出てきます。ですから、ある特定の食品を食べれば、免疫力が高まるというわけではないのです。

ある人に効果があったからと言って、別の人にも効果があるとは限りません。免疫力を高める効果のある栄養素を意識しながらも、バランスよく食べることがいちばん大切です。

善玉菌を増やす発酵食品

腸内にはたくさんの細菌が生息しています。腸内細菌には、善玉菌、悪玉菌、このどちらにでもなる日和見菌《ひよりみ》があります。乳酸菌やビフィズス菌などの善玉菌に活力があると、日和見菌も善玉菌の応援をして腸の働きがよくなり、反対に悪玉菌が優勢だと、日和見菌は悪玉菌の応援をしてしまい、腸内の環境が悪くなってしまいます。

納豆、しょうゆ、みそ、漬物、ヨーグルトなどの発酵食品には、乳酸菌や納豆菌などの善玉菌が多く含まれており、腸内の善玉菌を増やす効果があります。発酵食品に含まれる乳酸菌やビフィズス菌などの中には、胃の中の過酷な環境で死んでしまい、生きたまま腸に届かないものもあります。

しかし、生きたまま腸に届かないからと言って、善玉菌を増やす効果がないというわけではありません。乳酸菌などの死骸は、腸内の善玉菌の良好なエサになり、間接的に善玉菌を増やすことにつながるからです。

免疫力アップに必要な運動と休息

免疫力は、加齢とともに低下していきます。免疫力を高めるためには、バランスのよい食事をすることも大切ですが、そのほかにも、身体を動かす、ストレスをためない、十分に休むなどといったことも、とても大切です。

そこで、第3章からは「運動」に注目し、免疫力の高め方について考えていきましょう。

第3章

免疫力を高める運動

第３章では、免疫力を高めるうえで欠かせない、運動について見ていきます。具体的な運動法も紹介していますので、試してみてください。

プラステンで筋活を！

コロナ禍で、心身の不調を訴える人が多くなりました。
どうしたらよいのでしょうか。

※本稿は、月刊誌『サインズ・オブ・ザ・タイムズ』
2022年1月号に掲載されたものです。

運動不足による心身の不調

新型コロナウイルスの蔓延により、私たちの生活様式は大きく変化しました。「ステイホーム」が求められ、満員電車で通勤することなく、リモートワーク。毎日行っていた買い物も、一週間分をまとめて購入。外出することなく、買い物はほぼネット注文で、という方も増えましたね。

そんな中、心身の不調を感じる人が増えています。

・毎日身体《からだ》がだるい
・やる気が起きない
・よく眠れない、眠りが浅い
・何をするのも億劫《おっくう》
・集中力がなく、考えがまとまらない

これらの不調が生じる大きな原因として、運動不足が挙げられます。そもそも、私たち人間は「動物」、つまり「動く生き物」です。コロナ禍で外出を自粛した結果、昼も夜も家にいて身体を動かさなくなったことで、心身ともに不調が出やすくなってしまったのです。

コロナ禍ではさらに増えているようですが、毎年約三万人もの方が、自ら命を絶っています。その背景として重要視される、うつ病など気分障害を含む「精神疾患」で医療機関を受診する患者の数は、糖尿病、がん、脳卒中、心筋梗塞《こうそく》を上回り、今や国民病と言える状況になっています。

筋肉は嘘《うそ》をつかない

また、身体を動かす機会が減り、運動不足の状態が長引くことで、シニア世代だけでなく、若い世代でも筋力低下によって引き起こされる「ロコモ」が増えると考えられています。

「ロコモ」とは、「ロコモティブシンドローム」の略称で、二〇〇七年に日本整形外科学会が提唱した概念です。加齢や運動不足などにより、筋肉や骨、関節の機能が落ち、「歩く」「立ち上がる」など、移動能力が低下した状態を指します。「ロコモは高齢者の問題」と考えられがちですが、筋肉、骨、関節などの運動器は、運動不足によっても機能が低下してしまいます。

今まで無理なく昇ることができた階段がきつく感じるようになる。いつも行っているお店に着くまでの時間が、今まで以上にかかる。休憩しないと歩けなくなってしまう。このようなことがあったら、ロコモの始まりかもしれません。

何年か前、「筋肉は嘘をつかない」という言葉が流行語大賞にノミネートされました。筋肉というのはとても正直で、使わなければあっという間に減ってしまうのです。

筋肉もほかの組織同様、加齢に伴い老化現象として減少してしまうと思われがちですが、嘘をつかない筋肉は、しっかり使えば増えてくれる組織です。ですから、筋肉を減らさないようにすることや、減ってしまった筋肉を元に戻すこと、つまり筋肉を活動させる「筋活」が重要となります。

どのような状況であっても、またどの世代にとっても、筋活は健康に欠かせません。人生一〇〇年時代に向かっている今だからこそ、筋活のニーズも高まっています。

今より一〇分多く身体を動かそう

平成三〇年に厚生労働省が出した「身体活動、運動を通じた健康増進のための厚生労働省の取り組み」の資料によると、身体活動が不足しているために、日本で年間五万二五〇〇人が亡くなっているという衝撃的なデータが開示されました。身体を動かすことが私たちの健康にどれだけ大切かがわかりますが、ステイホームなどまったく言われていなかったときの数字ですから、現在の状況はどうなっているのかを考えると恐ろしくなりますね。

厚生労働省から国民向けのガイドラインとして示された「アクティブガイド」では、「＋10（プラステン）――今より一〇分多く身体を動かそう」を中心メッセージにしています。一〇分多く動くということは、歩数にすると約一〇〇〇歩多く歩くということになります。たとえば、

・エレベーターやエスカレーターではなく、階段を使う
・近くのコンビニへは車を使わず、自転車や徒歩で行く
・歩くときは歩幅を大きくして早歩きする
・掃除や洗濯など、家事もエクササイズと捉え、きびきび動く
・テレビを見ながら、筋力トレーニングやストレッチをする
・休みの日は家族や友だちと出かけて身体を動かす

などを意識することで、プラステンも達成しやすくなりますね。

心身の健康を培うプラステン

体重七〇キロの高血圧の男性が早歩きを一〇分間した場合、三五キロカロリ

ー余分にエネルギーを消費します。一年三六五日で一万二七七五キロカロリー消費しますので、脂肪を一年で一・九キロ減らす効果があります。また、二、三か月で血圧を一・五㎜Hg減らす効果も期待できます。

プラステンによって、「死亡のリスクを二・八%」「生活習慣病発症を三・六%」「ガン発症を三・二%」「ロコモ、認知症の発症を八・八%」低下させることが可能であると示唆されています。特に、ロコモや認知症への効果は大きいですね。

身体を動かすことは、軽い気分障害の予防や解消にもとても有効です。同時に、脳内神経伝達物質の働きを整えます。軽いストレッチをしたり、気分転換に外出してプラステンするだけで、リラックス効果も得られます。

プラステンは快眠にもつながるので、心身をよりよく休ませることができます。プラステンで、心と身体のメンテナンスをしてください。

「筋活」というと、きつい運動をしなくては!と思ってしまうかもしれませんが、プラステンも立派な筋活です。あなたも、いつもより一〇分多く身体を動かす「筋活」をしてみませんか。

一日八〇〇〇歩、二〇分の速歩き

歩きと病気の関係を長年追跡調査した「中之条研究」の成果は、世界中から「奇跡の研究」「中之条の奇跡」と呼ばれています。

運動が健康によい、ということはだれもが知っています。厚生労働省は、「歩き=ウォーキング」にフォーカスして、「一日一万歩歩きましょう!」と提唱してきました。

一日一万歩歩くことが健康に通じる道だと信じ、これをノルマにしている方も多いと思います。たくさん歩いたほうがよいと考え、さらに歩数を増やしてがんばっている方もおられるのではないでしょうか。

一方で、実際に一万歩歩いてみると、ぐったりしてしまい、毎日こなすのは無理だとあきらめてしまった方も少なくないと思います。

そこで今回は、歩きと病気の関係を長年追跡調査した「中之条研究」をご紹介します。

中之条研究とは

中之条研究は、東京都健康長寿医療センター研究所老化制御研究チーム副部長の青柳幸利《あおやなぎゆきとし》先生が、群馬県中之条町の住民五〇〇〇人を対象に行った、二〇年に及ぶ壮大な追跡調査の研究結果です。身体活動と病気予防の関係についての調査が二〇〇〇年から実施され、現在も進行中です。

身体活動についての質問票と、加速度センサー内蔵の身体活動計を用いた調査結果から導き出された実証的、科学的研究成果は、「奇跡の研究」「中之条の奇跡」と呼ばれ、世界中から注目されています。

集団を対象とした疾病《しっぺい》原因や予防を研究する疫学という分野では、社会における生活習慣の客観的なデータの取得が必要になります。「週に何回、一回に何分くらい運動しますか？」「何を食べましたか？」など、運動や栄養のアンケートを行ったものは過去にもありましたが、短期間であったり、エネルギー消費量と吸収されるカロリーの関係が不明だったり、データとしては不十分でした。加速度センサー内蔵の身体活動計を入浴時以外二四時間装着してもらってデータを取り、長期間定期的にアンケートや健康診断のデータを取るという研究調査は、行われてこなかったのです。

健康づくりのポイント

中之条研究の最大の成果は、健康維持や病気予防、さらには健康寿命を伸ばすには、「その人の体力に応じた中強度の活動」が欠かせないということを明確に示したことです。運動習慣がある人、ない人、食事に気をつけている人、趣味がたくさんある人など、さまざまなライフスタイルを持つ人の中でも、特に日頃、身体活動に適度な強度の活動がある人ほど、健康でいることがわかったのです。

この成果を得るためには、どのような生活をしている人が病気になり、あるいは健康でいるのかということを、膨大なデータやパターンから一つ一つ長期的に調査をしていく必要があります。中之条研究では、最終的に現代の日本で

1日あたりの「歩数」「中強度活動(速歩き)時間」と
「予防(改善)できる病気・病態」

歩数	速歩き時間	予防できる病気・病態
2,000歩	0分	●ねたきり
4,000歩	5分	●うつ病
5,000歩	7.5分	●要支援・要介護　●認知症(血管性認知症、アルツハイマー病)　●心疾患(狭心症、心筋梗塞)　●脳卒中(脳梗塞、脳出血、くも膜下出血)
7,000歩	15分	●がん(結腸がん、直腸がん、肺がん、乳がん、子宮内膜がん) ●動脈硬化　●骨粗しょう症　●骨折
7,500歩	17.5分	●筋減少症　●体力の低下(特に75歳以上の下肢筋力や歩行速度)
8,000歩	20分	●高血圧症　●糖尿病　●脂質異常症 ●メタボリック・シンドローム(75歳以上の場合)
9,000歩	25分	●高血圧(正常高値血圧)　●高血糖
10,000歩	30分	●メタボリック・シンドローム(75歳未満の場合)
12,000歩	40分	●肥満

問題とされる二〇の病気、病態に対して調査を行い、それぞれの予防基準が明確になっています。

病気、病態別の予防基準が、身体活動の量と質によって説明されており、健康維持および病気の予防には、一日あたりの平均歩数が八〇〇〇歩以上で、そのうち、速歩きなど中強度の活動時間が二〇分以上含まれていると、さまざまな病気予防に効果的だということがわかりました。毎日八〇〇〇歩歩き、その中に二〇分の速歩きが含まれる生活を送れば、代表的な生活習慣病の発症は一〇分の一以下になります。つまり、一〇人中九人は病気にならないということとで、残りの一人は遺伝や若干の外的要因で発症するということです。

六五歳以上を対象にした中之条研究では、健康を維持する歩数は八〇〇〇歩で頭打ちとなり、それ以上は効果がないか、逆に健康を阻害することがわかりました。

例えば、八〇〇〇歩達成したら次は一万歩、その次は一万五〇〇〇歩と、やみくもに増やせばよいのではないということです。言い換えると、一日八〇〇〇歩と二〇分の中強度活動をきちんと実行していれば、十分健康を維持できるのです。

ウォーキングに適したタイミング

「量」「質」に加えて、もう一つ重要な指標に「タイミング」があります。一日の中でいつウォーキングをするのがよいのかという質問をよく受けますが、最も運動に適しているのは夕方です。体温は、朝起きる直前が一番低く、徐々に上がりながら夕方にピークを迎え、ゆっくりと下がっていきます。夕方にウォーキングをして体温を上げておくと、寝つきがよく、眠りが深くなります。

朝のウォーキングもとても気持ちのよいものですし、朝日を浴びることでセロトニンが活性化します。セロトニンは睡眠ホルモンのメラトニンの分泌を促しますので、質の良い睡眠をもたらしてくれます。しかし、起きてすぐのウォーキングはお勧めできません。寝ている間に汗をかき、血液もドロドロの状態。目覚めとともに血管がギュッと収縮し、心拍数がぐんと上がります。

この状態でいきなり運動すると、心筋梗塞などのリスクも高くなってしまうのです。

特に、夏は注意が必要です。朝起きたら、まずは水を飲みましょう。飲んでから、食道、胃、小腸に届くまで、二、三〇分はかかります。十分な水分が血液に届くにはさらに時間が必要です。ですから、中強度以上の運動は、朝起きてから一時間以上あとにしましょう。

バランスの取れた食事で筋肉量をアップしよう

運動をせずに食事の量だけを減らすと、脂肪だけでなく筋肉の量も落ち、かえって太りやすくなってしまいます。

低体温は万病のもと

今回は、筋肉と体温、基礎代謝の関係についてお話しします。

低体温は「万病のもと」と言われるように、体温と健康は密接に関わっています。たとえば、体温が一度下がると、免疫力は三七％、基礎代謝は一二％、体内酵素の働きは五〇％低下すると言われています。

免疫力についておさらいしておきますが、免疫力とは、体内に入ったウイルスや細菌、異物などから身体《からだ》を守る力のことです。免疫力が低下すると病気にかかりやすく、治りにくくなります。

また、がん細胞は温度の低い環境で活発に増殖するため、低体温はがんの温床にもなりかねません。最近の研究で、がん細胞は特に三五度を最も好み、三九・三度で死滅することが明らかになっています。

私たちは、熱が出ると大騒ぎしますが、実は体温が低いことも問題なのです。健康的な人の平熱は三六・五度から三七・一度と言われています。最近は女性だけでなく、男性にも、さらには子どもにも、三六度以下の低体温が増えています。日本人の平均体温は、五〇年前と比べると〇・七度程下がっているそうです。

加齢に伴って減少する筋肉量

その原因の一つが、筋肉量の減少による基礎代謝の低下です。基礎代謝とは、体温維持、心臓や呼吸など、人が生きていくために最低限必要なエネルギーです。生きているだけで消費されるエネルギーで、私たちが一日に消費するエネルギーのうち、約七〇%を占めています。

筋肉は、私たちの身体を支えると同時に、体温をつくり出す働きを担い、基礎代謝の中で、一番多くエネルギーを必要とします。基礎代謝の内訳は、骨格筋二二%、肝臓二一%、脳二〇%、心臓九%、腎臓八%、脂肪組織四%、その他一六%となっています。

筋肉の量は加齢に伴って減少します。ピーク時の筋肉量は、男性の場合は体重の約四〇%、女性の場合は約三五%と言われています。しかし、三〇歳を過ぎたころからゆっくりと減り始め、八〇歳の時点ではピーク時の七割以下になってしまうのです。筋肉量が減るほど転倒しやすくなり、要介護状態に陥るリスクも高くなってしまいます。

肥満を招く誤ったダイエット

加齢に伴い減少していく筋肉ですが、それに拍車をかけているのは、ライフスタイルの変化により、日常的な運動量が少なくなったことです。どこへ行くにも乗り物を利用し、家事も家電任せ。便利になった分、身体を動かす機会は激減し、自らの体温を低下させてしまったのです。

筋肉量が減り、代謝が落ちてしまった身体は、体温を維持できなくなるため、身体の熱を逃がさないよう筋肉が減った分を脂肪で埋めようとします。これが「肥満」の原因にもなります。

肥満により、生活習慣病のリスクも高くなってしまいます。そこで、ダイエットを考えるわけですが、「摂取カロリー>消費カロリー」により太ってしまった身体を元に戻すには、「消費カロリー>摂取カロリー」の状態にしなければなりません。「運動が苦手」「運動はしたくない」という方は、摂取カロリーを減らすために単純に食事の量を減らしたり、食べなければいいと考えてしまいがちです。

しかし、運動をせずに食事の量だけを減らすと、脂肪だけでなく筋肉の量も落ちてしまいます。体重が減っても、筋肉も少ない代謝の悪い体質になってしまい、かえって太りやすくなり、リバウンドしやすい身体になってしまうのです。

筋肉量が減ると身体を燃焼させる機能も低下するので、寒さにも弱くなります。男性と比較して筋肉量が少ない女性が冷え性になりやすいのは、このためです。

大きな筋肉を鍛える

しっかり筋トレをして筋肉量を増やすことで、基礎代謝も上がりますし、活動時のエネルギー消費量を増やすこともできます。

代謝量を上げるためには、「大きな筋肉」を鍛えることが大切です。大きな筋肉には、「大胸筋」「広背筋」「大臀筋《だいでん》」「太もも（大腿四頭筋＆ハムストリング）」「ふくらはぎ（腓腹筋＋ヒラメ筋）」などがありますが、これらの中でも特に下半身の「大臀筋」「太もも」が全身の筋肉の五〇％を占めているので、これらを優先的に鍛えていきましょう。

「筋トレ」と言われると、大変なことのように感じてしまうかもしれませんが、まずは、ウォーキングを取り入れてみましょう。

ウォーキングは、場所を選ばず、道具も必要なく、だれもが今すぐにでも始めることができるトレーニングです。通勤や買い物など、日々の生活の中に気軽に取り入れることができます。

今まで何の気なしに歩いていた日常の時間が、意識を変えることによって、筋肉を鍛える時間に置き換えることができるのです。これほどお手軽なトレーニングはありません。

筋肉を増やすためには、筋トレに加えて、タンパク質を意識的に摂取することも大切です。筋トレ後三〇分以内に良質のタンパク質を摂取すると、筋肉を合成する働きが促進されると言われています。

さらに、タンパク質を効率よく吸収するには、実は糖質も一緒に摂取する必要があります。糖質制限を行っている方もおられると思いますが、制限しすぎると体内のエネルギー源が少なくなり、筋肉の合成にブレーキがかかってしまいます。極端な食事制限を行うのではなく、バランスの取れた食事を摂って筋肉量を減らさないことも大切なのです。

深部筋《インナーマッスル》を鍛えるウォーキング

当たり前に歩いている日常の時間が、意識を変えることによって、インナーマッスルを鍛える時間に置き換わります。

表層筋と深部筋

今回は、トレーニングによって鍛えられる「筋肉の違い」についてお話しします。

私たちの身体《からだ》を構成している筋肉には、自分の意志で動かすことができる骨格筋と、自分の意志とは関係なく動いている心筋や血管、内臓などの平滑筋があります。通常、筋トレ、筋肉痛、筋肉隆々など、私たちが「筋肉」と呼んでいるのは、自分の意志で動かすことができる骨格筋のことです。

骨格筋は、その性質によって、大きく二つに分けることができます。

一つは、身体の外側についている表層筋で、アウターマッスルとも言われます。大胸筋、広背筋、大腿四頭筋、ハムストリングスなど、大きな力を発揮する役割を持つ筋肉群です。アウターマッスルは瞬発力に関わる筋肉で、色が白いことから白筋とも呼ばれます。

もう一つは、身体の内部についている深部筋で、インナーマッスルとも言われます。背骨から股関節にかけて広がる腸腰筋、肩関節周辺を囲む回旋筋、身体を包んでいる腹横筋など、骨格を安定させる役割を持つ筋肉群です。インナーマッスルは持久力に関わる筋肉で、色が赤いことから赤筋とも呼ばれます。


たとえば、「走る」ということで考えてみると、短距離走は瞬発力の白筋を使い、マラソンは持久力の赤筋を使う動きになります。短距離も長距離もどちらも速く走れる人がいないのは、使う筋肉が異なるからなのです。

魚でたとえると、よりわかりやすいかもしれません。海底に潜み、獲物が近づいたら俊敏に動くヒラメのような魚は、白筋が発達している白身魚、マグロのように休むことなく泳いでいる回遊魚は、赤筋が発達している赤身魚ということになります。

免疫力を高めるインナーマッスル

アウターマッスルとインナーマッスルは、ついている場所、役割、色のほかにも、その性質やトレーニング方法などが異なります。

アウターマッスルは、鍛えることで、太く、硬く、重くなっていく性質があります。アウターマッスルを鍛えるには、ウエイトトレーニングやマシントレーニングなどが有効で、トレーニングを始めてから比較的短期間で効果を実感することができますが、トレーニングをやめてしまうと、ついた筋肉はすぐに落ちてしまいます。

インナーマッスルは、鍛えることでよりしなやかに伸びやかになり、可動域が大きくなる性質があります。インナーマッスルを鍛えるには、大がかりな装置を必要としません。ですから、だれでも手軽にトレーニングすることができます。ただし、インナーマッスルを増やすには多少時間がかかるのと、肉眼で確認できない場所にあるので、トレーニングの効果を実感しにくいという難点があります。しかし、一度つくと落ちにくいので、何歳になっても衰えることはなく、鍛えれば鍛えるほど筋肉の質を高めることができます。

筋肉のつき方を「貯金＝貯筋」にたとえてみると、つきやすく落ちやすいアウターマッスルは普通預金、コツコツつけていくインナーマッスルは積立預金ということになります。普通預金はコンビニでも下ろせるので、あっという間になくなってしまいますが、積立預金は簡単に下ろすことができないので、少しずつでも積み立てていけば、確実に自分の財産となるのです。

「筋肉」「トレーニング」と聞くと、私たちは目に見えるアウターマッスルを思い浮かべがちですが、実は、体温を上げ、免疫力を高め、代謝をよくするには、身体の内側にあるインナーマッスルを鍛えることが効果的なのです。

インナーマッスルを鍛えるウォーキング

では、インナーマッスルを鍛えるにはどうすればよいのでしょうか。

アウターマッスルは白筋、インナーマッスルは赤筋とお話ししましたが、実は、この赤い色の正体はミトコンドリアです。ミトコンドリアは細胞のエネルギー代謝の中心を担う細胞内の小器官で、鉄を含むために赤みがかった色をしています。インナーマッスル以外にも、脳や肝臓などミトコンドリアが多い部位は赤い色をしています。

ミトコンドリアはエネルギーを生み出す際に多くの酸素を使うので、インナーマッスルを鍛えるには、有酸素運動が有効となります。有酸素運動には、ウォーキング、ジョギング、水泳、サイクリングなどが挙げられますが、私がおすすめするのはウォーキングです。

なぜウォーキングなのかというと、場所を選ばず、道具も必要なく、だれもが今すぐにでも始めることができるからです。ジョギングは準備運動が必要ですし、シューズも専用のものを履かないと足を痛める原因になります。ウォーキングに比べて負荷がかかり、より多くの活性酸素を発生させます。水泳はプールに行き、水着に着替えなければ始めることができませんし、サイクリングも自転車がなければ始められません。

その点、ウォーキングは特別に何かを用意する必要がありません。通勤や買い物などで、気軽に取り入れることができます。歩くことは特別なものではなく、普段からしていることなので、取り入れるという言葉すら大げさかもしれません。当たり前に歩いている日常の時間が、意識を変えることによって、インナーマッスルを鍛える時間に置き換わるのですから、これほどお手軽なトレーニングはありません。

しかし、今までと同じようにただ歩いているのでは、インナーマッスルを鍛えることはできません。たとえば、膝に負担をかけるような歩き方をしている人が、いつもと同じ歩き方でウォーキングと称してたくさん歩いたとしても、膝《ひざ》を痛めてしまうので、良いことは何もありません。

これまでの単なる「歩き」を、インナーマッスルを鍛える「ウォーキング」に変えることを意識して、まずは姿勢を正すことから始めてみましょう。

ウォーキングで自律神経を整える

一定のリズムを刻む運動によって、幸福ホルモンが分泌されます。

テレワークやリモートワークが当たり前となり、通勤時の体力消耗がなくなった代わりに、身体《からだ》を動かす機会が減り、一日中家の中にいることにストレスを感じている方も多いのではないでしょうか。そんなときは、外に出て自然の景色を眺めたり、風を感じたりしながら、ウォーキングを楽しんでみましょう。気分がリフレッシュし、自律神経のバランスを整えることができます。

自律神経とは

自律神経については、第1章の「セロトニンで免疫力アップ」ですでにお話しましたが、改めて、交感神経、副交感神経について確認しておきましょう。暑いときに汗をかいたり、運動したときに心拍数を上げるなど、自分の意志とは関係なく、生命維持に必要な無意識の活動をコントロールしているのが自律神経です。

自律神経には、身体を動かしたときや緊張状態のときに活発に働く交感神経と、睡眠やリラックスしたときに活発に働く副交感神経の二つがあります。この二つの神経がシーソーのように、お互いにバランスを取ることで、正常な状態を保つことができるのです。

朝起きて活動を始めると、次第に交感神経が優位になり、夜になると副交感神経が優位になって眠くなります。日中は活動し、夜は眠るというリズムで生活していれば、自律神経のバランスも整うのですが、さまざまなストレスが加わり、自律神経のバランスが乱れた状態が続くと、身体のあちこちに支障が出てきます。

めまい、ふらつき、のぼせ、冷え、頭痛、肩こり、耳鳴り、動悸《どうき》、関節の痛み、便秘、頻尿、不眠など、症状もさまざまです。複数の症状が別々にあらわれたり、同時に三つ、四つの症状が重なることもあります。

自律神経のバランスを整えるウォーキング

原因や症状もさまざまですが、ウォーキングには自律神経のバランスを整える効果があります。ウォーキングのように一定の動作をリズミカルに行う有酸素運動は、交感神経と副交感神経のバランスを整える効果が期待できます。また、ストレスや疲れも自律神経の乱れにつながるため、ウォーキングによってストレス発散やリフレッシュすることは、良好な体内環境を維持するためにも効果的です。

これも第1章の「セロトニンで免疫力アップ」ですでにお話ししたように、一定のリズムを刻む運動によって、幸福ホルモンと呼ばれるセロトニンが分泌されます。リズム運動を五分ほど続けると、脳内のセロトニン濃度が高くなります。セロトニンは心を安定させる働きがあり、自律神経を整えてくれるのです。

セロトニンの濃度は、リズム運動を始めて二〇～三〇分でピークに達します。ウォーキングをすることで、爽快感や幸せ感を感じさせるβ《ベータ》エンドルフィンというホルモン物質が放出されることも解明されています。また、運動による適度な疲労は、睡眠が深くなるという利点もありますので、不眠の解消にもつながります。心地よく楽しいと感じる程度のウォーキングを、毎日続けてみませんか。

ウォーキングのポイント

ウォーキングで効率よく運動効果を得るために、以下のポイントを意識してみましょう。

視線はまっすぐ、遠くを見る――足元を見てしまうと目線が下がり、猫背になってしまいます。

肩の力を抜く――肩に無駄な力が入ると肩こりの原因にもなり、肩甲骨の可動域も狭くなってしまいます。

背筋を伸ばす――意識して背筋を伸ばすことで猫背が解消されますし、腹筋や背筋を鍛えることができます。

腕を後ろに引くことを意識する――腕を後ろに引くことで、胸を開いて歩くことができます。肩甲骨を動かすことができるので、血流もよくなります。

かかとで着地し、つま先で蹴り出す――かかとで着地することで骨に刺激が加えられ、つま先で蹴り出すことで、ふくらはぎをポンプのように動かすことができます。

水分補給を忘れない――ウォーキングを行うときは、水分補給を忘れないようにしましょう。特に、気温の高い季節にウォーキングを行う場合は、喉が渇いてから水分を補給するのではなく、喉の渇きを感じる前に、こまめに補給を行うことが大切です。

朝起きてすぐのウォーキングも、脱水になりやすいだけでなく、空腹により低血糖を起こすこともありますので、水分の摂取のほか、バナナやヨーグルトなどを摂ってから行いましょう。バナナやヨーグルトは吸収が早く、運動時の栄養補給に最適です。

ウォーキングアプリを活用する――ウォーキングを生活の一部として取り入れるためには、ストレスなく、長く続けることが大切です。しかし、なかなか継続できないという方も多いのではないでしょうか。

世の中が便利になればなるほど、身体を動かすことが少なくなっていきます。運動不足解消にウォーキングが推奨される理由として、生活動作の一つなので、わざわざ運動時間を設けなくても続けやすいこと、また、運動の強度を自分でコントロールできるので、中高年の方でも始めやすいという利点もあります。

　そこで、世の中が便利になったことを利用して、継続できる方法を取り入れてみませんか。それが「ウォーキングアプリ」の活用です。

　ウォーキングアプリには、歩くだけでポイントが貯められるものや、仲間同士で走行距離などのデータが共有できるもの、毎日のウォーキング距離を記録できるものなどがあります。「ポケモンGO」のように、ゲームとして人気のアプリもあります。

　仲間と一緒なら続けられるという人は、データが共有できるアプリを、ご褒美があると頑張れるという人は、ポイントの貯まるアプリを活用するなどして、ウォーキングが継続できる工夫をしてみましょう。歩くときのポイントを意識し、楽しくウォーキングを生活に取り入れることで、無理なく自律神経を整えていきましょう。

麦踏みエクササイズで健康に！

歯磨きや信号待ちなど、いつでも、どこでもできる簡単な体操で、筋力、骨密度を向上させましょう。

家の中でできる簡単な体操

これまでウォーキングの効果についてお話ししてきましたが、今回は、人混みを避けたい、暑い、寒い、雨が降っているなど、外出が難しい状況でも、家の中でできる簡単な体操をご紹介します。私が考案した体操「ベジタサイズ」の一つ、「麦踏みエクササイズ」です。

「ベジタサイズは野菜をイメージした体操ですが、麦踏みエクササイズは下半身、特に、ふくらはぎを意識して行うエクササイズです。第二の心臓と言われるふくらはぎをしっかり動かし、かかとを落とすことで、骨に刺激を与えます。

やり方はとても簡単です。「両足のかかとを上げてつま先立ちになり、ふくらはぎを収縮させ、三秒ほどキープしたら、かかとをストンと落として骨に刺激を与える」を三〇回程度繰り返します。

コツは、つま先立ちになったときに「筋肉を意識すること」と、かかとを落としたときに「骨を意識すること」です。「意識すること」で、より効果が感じられます。

麦踏みエクササイズによって、筋肉からマイオカインが分泌される、骨からオステオカルシンが分泌される、骨密度が増す、歩くための筋肉が鍛えられる、「第二の心臓」ふくらはぎが刺激されることで血流が促される、足首の関節が柔らかくなる、土踏まずがつくられる、などの効果が期待できます。

筋肉から分泌されるマイオカイン

近年、研究が進み、筋肉は膵臓《すいぞう》や脳のように「ホルモンを分泌する内分泌臓器」であるということがわかってきました。

マイオカインは、筋肉から分泌される生理活性物質の総称です。マイオは

「筋」、カインは「作動物質」の意味で、運動することによって筋肉でつくられ、全身に運ばれ、さまざまな健康効果を引き出すことから、万能ホルモンとも呼ばれています。

今や、マイオカインの作用こそが運動による健康効果の要なのではないかとも考えられ、世界中で盛んに研究されています。マイオカインは、わかっているだけで三〇種類以上あり、以下の健康効果が期待されています。

・動脈硬化の予防
・認知症、アルツハイマーの予防
・脂肪の分解、脂肪肝の予防
・血圧の安定化
・うつ、不安の抑制
・糖尿病の予防、改善
・肝機能、膵臓機能の亢進《こうしん》
・がん発生率の低下
・若返り効果（老化の予防）

マイオカインの分泌を促すには運動が必要ですが、太ももやふくらはぎなど下半身の筋肉を動かすことで、多く分泌されることがわかっています。

また、マイオカインは新しい筋肉から多く分泌され、その分泌は約四か月続くこともわかっています。ということは、マイオカインを継続して分泌させるためには、毎日の運動が大切ということになります。

骨から分泌されるオステオカルシン

骨を強くするためには、骨に衝撃を与えることが効果的と言われています。かかとをストンと床に落として刺激を与えることで、オステオカルシンという骨ホルモンが骨芽細胞から分泌されます。オステオカルシンには、次のような健康効果が期待されています。

・血糖値のコントロール
・認知、記憶機能の改善
・動脈硬化、心筋梗塞などの血管性疾患の予防
・肝機能の向上

・腎機能の改善
・糖などの栄養吸収の促進
・生殖能力の上昇
・コラーゲンの生成、シワの改善

オステオカルシンは、唯一、骨芽細胞から分泌されます。古い骨を壊して新しい骨をつくろうと、骨芽細胞の働きが活発になったときに、骨ホルモンが分泌されやすくなるのです。骨ホルモンの分泌を増やすのにいちばん効果があるのは、骨が外部からの刺激を感知するような運動をすることです。

骨密度を増やす——かかとをストンと床に落として衝撃を与えることで、骨を再生する骨芽細胞が刺激され、強い骨をつくり、骨密度を改善します。

歩くための筋肉を鍛える——足の筋肉が衰えることで、転倒リスクも高くなります。下半身の筋肉を鍛えることで、転倒↓骨折↓寝たきりの負の連鎖を避けることにつながります。

血流を促す——ふくらはぎは第二の心臓と言われています。ふくらはぎのポンプ機能をしっかり動かすことで、下半身に滞っている血液を上に押し上げ、血流がよくなります。

足首の関節を柔らかくする――転ばずに歩くためには下半身の筋肉を鍛えることも大切ですが、足首の関節を柔らかくしておくことも大事です。足首の関節が硬くなると、つま先を上げにくくなり、つまずきやすくなってしまいます。

土踏まずをつくる――足の筋肉の衰えとともに土踏まずもなくなり、足の裏が扁平になってしまいます。土踏まずがあることで、力を分散し、安定して立つことができるのです。つま先立ちになることで、土踏まずの筋肉を鍛えることができます。

一日三〇回程度の「麦踏みエクササイズ」とお話ししましたが、一度にやらなくても、信号待ちしているときや歯磨きのときなど、できるときに無理なく続けてください。コツコツ継続することが健康のコツです。毎日の積み重ねで、筋力、骨密度を維持、向上させていきましょう。

有酸素運動と無酸素運動の違い

近年、有酸素運動だけでは不十分で、無酸素運動で筋肉を鍛えることも重要であることが、改めて認識されています。

以前、トレーニングによって鍛えられる「筋肉の違い」についてお話ししました。筋肉には大きく分けて「白筋」と「赤筋」があります。魚でたとえると、海底に潜み、獲物が近づいたら俊敏に動くヒラメのような魚は、白筋が発達している白身魚、マグロのように休むことなく泳いでいる回遊魚は、赤筋が発達している赤身魚とお話ししました。

今回は、これらの筋肉を鍛えるための運動について詳しく見ていきましょう。健康に運動が大切であることはだれでも知っています。ただし、とにかく運動をすればよいというものではありません。それぞれの目的によって、どのような運動を選んだらよいのかということも知っておきましょう。赤筋、白筋を鍛える運動について、特徴や効果について解説します。

赤筋を鍛える有酸素運動、白筋を鍛える無酸素運動

有酸素運動とは、軽度から中程度の負荷を継続的にかける運動のことです。酸素を使って筋肉を動かすエネルギーである脂肪を燃焼させる運動です。脂肪を消費するため、体脂肪の減少や高血圧などに効果が期待できます。

身体《からだ》に貯蔵されている体脂肪を燃料とするため、長時間無理なく続けられる強度の運動が挙げられます。ウォーキング、ジョギング、水泳、サイクリングなどです。

無酸素運動とは、短い時間に大きな力を発揮する強度の高い運動のことです。酸素を使わず、糖をエネルギー源として、筋肉を動かすためのエネルギーをつくり出すことができます。短時間で全力に近い筋力を発揮させる運動です。

短時間で行う強度の高い運動なので、筋肉量を増やし、基礎代謝を高めることができます。短距離走、筋力トレーニング、ウエイトリフティングなどが挙

げられます。

違いを理解し、目的によって選ぼう

ただひたすら運動するのは、意味がありません。みなさんにも、さまざまな目的があるでしょう。それぞれの運動によって使われるエネルギー源が異なるので、期待できる効果にも違いがあります。

有酸素運動は、おもに脂肪を燃料にするので、血中のＬＤＬコレステロールや中性脂肪などの減少が期待できます。ＬＤＬコレステロールは悪玉コレステロールとも呼ばれており、増加しすぎると、動脈硬化の原因になると言われています。中性脂肪は脂質の一種で、体内に増えすぎると、皮下脂肪として蓄積されてしまいます。このことからも、有酸素運動は、冠動脈疾患や高血圧の改善などにも効果があると考えられます。また、有酸素運動を継続して行うことで、心肺機能の向上も期待できます。

無酸素運動は瞬発的に全力で筋肉を使う運動なので、筋肉そのものを強化するという効果が期待できます。

このように、ダイエットが目的なら、緩やかに長時間運動できる有酸素運動、筋肉量アップが目的なら、パワーがつく無酸素運動というように、使い分けましょう。

より効果的に行うコツ

これらの運動を、より効果的に行うコツをお伝えします。

有酸素運動がもっとも効率的に行われるのは、食後、一時間半ほど経過してからです。食後、血糖値がピークになるのは、一時間から一時間半後と言われているからです。この時間帯に軽い運動をすることで、食後の急激な血糖値の上昇や中性脂肪値を抑えることが期待できます。食後、胃の中に食べ物が残っている状態での運動は消化の妨げになるので、一時間半ほど空けてから運動することが望ましいとされています。

無酸素運動は、決めた回数を、全力で取り組むことが重要です。無酸素運動を繰り返し続けることで筋肉自体の強さが増し、動作スピードの向上や筋力強化が望めます。

無酸素運動で筋肉を鍛える

健康を維持するには「運動」が重要で、特にウォーキングなどの有酸素運動が健康によいと思っている方が多いと思います。しかし、近年、有酸素運動だけでは不十分で、無酸素運動で筋肉を鍛えることも重要であることが改めて認識されています。

寝たきりや、支援・介護が必要な状態にならないためには、四〇代、五〇代のうちに筋肉量を増やすことを意識して運動することが大切なのです。筋肉を鍛えることで、要介護になる原因の七割を予防できる可能性があるとも言われています。

ただし、ご高齢の方や高血圧の方などは注意が必要です。ウォーミングアップをせずにいきなり開始すると、筋肉を痛めたり、心臓への負荷がかかります。狭心症や心筋梗塞のリスクの増加、急激な血圧上昇などには気をつけてください。十分なウォーミングアップを行い、ご自身の健康状態を確認してから行いましょう。

まずはウォーキングから

今まで運動とは無縁だったという方は、毎回お伝えしていることですが、まずはウォーキングから始めましょう。ウォーキングは特別に何かを用意する必要がありません。通勤や買い物などで、気軽に取り入れることができます。普段からしている「歩き」を「エクササイズ」にするのです。

ただ、なんとなく歩いている日常の時間が、意識を変えることによって、赤筋を鍛える「有酸素運動」の時間に置き換わります。これほどお手軽なトレーニングはありません。

肩甲骨《けんこうこつ》は健康のコツ

普段から姿勢を正すことで、
肩甲骨まわりの筋肉の動きがよくなります。

今回は、私たちの背中にある羽のような「肩甲骨」についてお話しします。

なぜ、肩甲骨に特化してお話しするかというと、肩甲骨は健康状態に関わる重要な骨だからです。肩こりでお馴染みの肩甲骨ですが、実はこの肩甲骨まわりの状態が、体調不良の原因を知る目安になるのです。

まさに、肩甲骨は健康のコツなのです！

肩甲骨と身体《からだ》の関係

肩甲骨とは、背中の上部、左右両側にある三角形の平たい骨です。肩甲骨は、背骨や骨盤、大腿骨（太ももの骨）のように、身体の土台になる骨ではありません。肩甲骨は鎖骨の一部とつながっていますが、あとは僧帽《そうぼう》筋や肩甲挙《きょ》筋、菱形《りょうけい》筋などの筋肉によって上下前後左右から牽引され、安定した位置を保っています。肩甲骨は、約一七個の筋肉とつながっているのです。

肩甲骨を単に一つの部位としてではなく、周囲の筋肉も含めた部位として捉えましょう。肩甲骨の状態がよければ、一七個の筋肉も連動して状態がよくなるからです。

私たちは日常生活の中で、手を前に出す動作を繰り返しています。

・手を前に出して調理をする
・手を前に出して掃除機をかける
・手を前に出してパソコン作業をする
・手を前に出してスマホを触る
・手を前に出して歩く

これまでも、「手を後ろに引くことで猫背にならないように意識して歩きましょう」とおすすめしてきました。生活の中では、歩くこと以外でも、手を前に出すことで、猫背の姿勢になりやすくなっているのです。私たちがつくり上げた人間の生活スタイルは、猫背になる運命のようです。
猫背になれば、肩甲骨を牽引している筋肉も緊張するので、動きも悪くなっていきます。さらに、同じ姿勢を取り続ける習慣や、ストレスを強いられるような環境などが影響して、肩甲骨まわりの筋肉の緊張が続くと、頸部や腕に関わる筋肉にも影響が出てきます。つまり、猫背になると、頭や腕だけでなく、背中、腰、腹部など、身体全体に負担がかかってしまうのです。

身体に及ぼす悪影響

では具体的に、肩甲骨まわりの筋肉が動きにくいことによるデメリットを考えてみましょう。

肩こりになりやすい――肩甲骨の動きが肩こりに影響するのは、肩こりの原因となる筋肉が肩甲骨につながっているからです。長時間同じ姿勢（猫背）を続けていると、肩甲骨が外側に広がったまま動かなくなってしまい、肩甲骨まわりの筋肉の血行が悪くなります。特に、肩甲挙筋と菱形筋は肩こりに影響しやすいうえ、奥深くにあるため、マッサージでは対応できない部位なのです。

肩甲骨まわりの筋肉の血流が悪くなって柔軟性が失われることで、肩や首にこりが発生します。こわばった筋肉が血管を圧迫して疲労物質がたまると、痛みも生じやすくなります。逆に言えば、これらの筋肉を柔らかくすることで、肩こりの改善が期待できます。

四十肩、五十肩になりやすい――肩甲骨が外に開いたまま硬くなった状態で腕を上げると、上腕骨上部の大結節《だいけっせつ》という部分と肩峰《けんぽう》（肩先の出っぱった骨）がぶつかり、痛みが出ます。これが、腕を上げると痛みが出る四十肩や五十肩の原因だと言われています。

冷えやむくみが生じやすい――肩甲骨まわりの筋肉が硬くなると血流が悪くなるため、全身の血流も滞り、身体が冷えやすくなります。脚などの末端部も血行不良になるため、むくみも生じやすくなります。

若々しさが失われる――パソコンやスマホを見て猫背の前かがみ状態が続くと、肩甲骨が外に開いたまま固まり、常に背中が丸くなってしまい、全身の姿勢も崩れやすくなります。丸まった背中は若々しく見えません。

ケガをするリスクが上がる——身体が硬く可動域が少ないと、身体を動かしたり、転んだりしたときに、思うように身を守れず、ケガをするリスクが高くなります。

太りやすくなる——肩甲骨まわりの筋肉が硬くなって動きが悪くなると、筋肉が衰え、基礎代謝が低下します。そのため、脂肪が燃えにくくなって太りやすくなり、背中や二の腕にも脂肪がつきやすくなってしまいます。また、肩甲骨まわりには、脂肪を燃焼してくれる「褐色脂肪細胞」と言われる細胞が集中的に存在しています。褐色脂肪細胞が刺激されないと、効率よく脂肪を燃やすことができません。褐色脂肪細胞については、次回詳しくお話ししたいと思います。

肩甲骨まわりをほぐす「豆の木エクササイズ」

肩甲骨まわりをほぐす体操として、私が考案したベジタサイズの中から「豆の木エクササイズ」をご紹介します。

豆の木エクササイズは、『ジャックと豆の木』のツルが伸びるのをイメージしながら腕を動かす運動です。

①右腕をひねりながら上にあげます
②右手を下ろして、左腕をひねりながら上にあげます
③左手を下ろして、右腕をひねりながら前に出します
④右手を下ろして、左腕をひねりながら前に出します
⑤左手を下ろして、右腕をひねりながら横に出します
⑥右手を下ろして、左腕をひねりながら横に出します

肩ではなく肩甲骨から腕がついているイメージで、ツルが伸びるように腕を伸ばしていきましょう。

肩甲骨、肩関節、ひじ、手首と、たくさんの関節を意識して、雑巾を絞るように腕をひねりましょう。何度か繰り返していくうちに、背中がだんだん軽くなっていきます。

肩甲骨まわりの筋肉の動きをよくするためには、普段から姿勢を正すことが何より重要です。歩くときにも、手を前に出すのではなく、後ろに引くことを意識しましょう。

褐色脂肪細胞とは

ダイエットに成功したい人は、
「やせるスイッチ」である褐色脂肪細胞をオンにして、
活性化する必要があると言われています。

前回、「肩甲骨《けんこうこつ》は健康のコツ」というお話をしました。肩甲骨とは、背中の上部左右にある三角形の平たい骨のことです。肩甲骨は、背骨や骨盤とは違い、身体《からだ》の土台になる骨ではありません。実は、鎖骨の一部に付着しているだけで、あとは僧帽《そうぼう》筋や肩甲挙《きょ》筋、菱形《りょうけい》筋などの筋肉によって上下前後左右から牽引され、安定した位置を保っています。いわば、宙づり状態にある骨と言えるでしょう。

こうした肩甲骨の周囲には、褐色脂肪細胞が密集していると言われています。

白色脂肪細胞と褐色脂肪細胞

脂肪細胞には二種類あります。白色脂肪細胞と褐色脂肪細胞です。

白色脂肪細胞には、血液中に増えた脂質や糖を取り込み、エネルギーとして蓄える働きがあります。その働きによって、自身が大きくふくらみ、いわゆる肥満を招くと言われています。

蓄える機能を持つ脂肪は「体脂肪」と言われるものですが、白色をしていることから「白色脂肪細胞」とも言われています。特に、「下腹部」「尻」「太もも」「上腕部」につきやすく、しっかりと蓄えられていく性質があります。

また、白色脂肪細胞は皮下や内臓にあり、その数は思春期にかけて増えていき、成人では約四〇〇億個もあるとされています。

もう一方の褐色脂肪細胞は、白色脂肪細胞とは反対の働きをし、脂肪を燃やし、熱を生み出します。うれしい働きをしてくれる褐色脂肪細胞ですが、実は限られた場所にしか存在しません。「肩、肩甲骨周辺」「脇の下」「首周辺」「脊髄周辺」などです。肩甲骨や肩を動かして刺激を与えると褐色脂肪細胞が活発化し、脂肪の燃焼につながります。

褐色脂肪細胞はやせるスイッチ

褐色脂肪組織は、特に新生児や冬眠中の動物に多く存在しています。そのおもな機能は、動物や新生児が身体を震わせなくても身体の熱を生成できるということです。赤ちゃんは汗をたくさんかきますが、それも褐色脂肪細胞の働きによるものと言われています。

単一の脂肪滴（脂質を貯蔵する細胞小器官）が含まれている白色脂肪細胞とは対照的に、褐色脂肪細胞は鉄や多くのミトコンドリアを含んでいます。この細胞が褐色を呈しているのは、この鉄のためです。

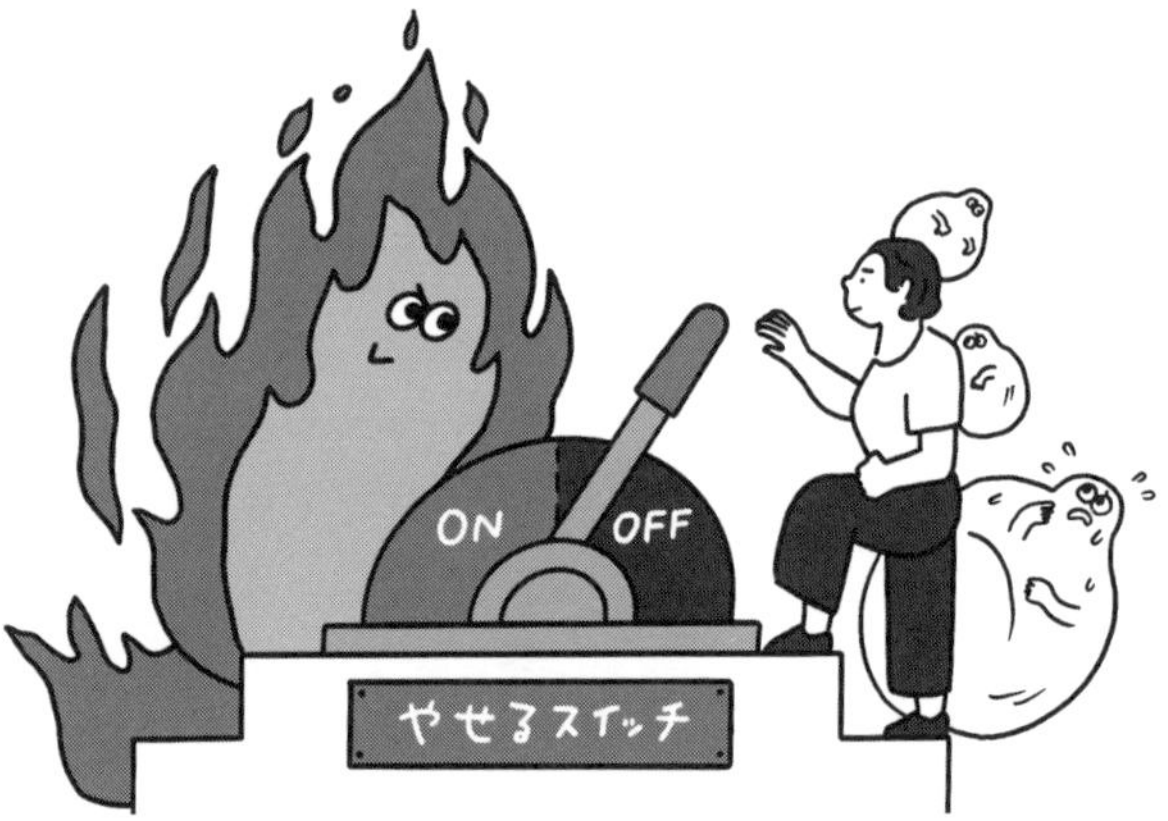

褐色脂肪細胞は、赤ちゃんが熱を生み出し、体温を維持するために働くだけで、年齢を重ねるとともに消失するものだと考えられてきました。このため、以前はあまり注目されることがありませんでした。

しかし近年は、ミトコンドリアを通して体温となる熱を生み出し、その際に脂肪を取り込んでエネルギーにすることから、「やせる脂肪」「やせる細胞」と言われ、注目を集めています。

さらに近年の研究で、褐色脂肪細胞は成人になっても消失することがなく、肩甲骨周辺、首の後ろ、脇の下などに密集していることがわかってきたのです。

また、私たちの身体では筋肉が熱を生み出しますが、褐色脂肪細胞の熱産生能力は筋肉の七〇〜一〇〇倍もあると報告されています。そうしたことから、褐色脂肪細胞は「やせるスイッチ」であり、ダイエットに成功したい人は、褐色脂肪細胞をオンにして活性化する必要があると言われだしたのです。

褐色脂肪細胞を活性化する方法

それでは次に、褐色脂肪細胞を活性化する方法をお話ししましょう。

「豆の木エクササイズ」を毎日する――前回お伝えした「豆の木エクササイズ」は、肩甲骨まわりの筋肉をほぐすエクササイズです。肩甲骨を大きく動かし、肩甲骨周辺の褐色脂肪細胞を活性化させることができます。肩甲骨の可動域を広げることで、首周辺の筋肉も柔軟になり、肩こりや頭痛の改善が見込めるだけでなく、ダイエットにもつながるのです。「豆の木エクササイズ」を実践する方たちの中には、思いがけず、短期間のうちにダイエットに成功する人もたくさんいます。

食材を選ぶ――ニンニク、ショウガ、カレーなど、香辛料を多く摂るようにしましょう。これらを食べると汗が出ますが、これは褐色脂肪細胞が活性化している証拠だと言われています。

また、魚の油に含まれるＤＨＡ（ドコサヘキサエン酸）やＥＰＡ（エイコサペンタエン酸）を積極的に摂ることも有効です。京都大学の農学研究科後藤剛教授らの研究グループは、魚に含まれる油（魚油――主成分はＤＨＡ、ＥＰＡ）の摂取が脂肪燃焼細胞（脂肪を分解し、熱にする細胞）である褐色脂肪細胞の増加を促進し、体脂肪の減少や体温上昇をもたらすことを動物実験によって証明しました。

寒冷刺激を与える――褐色脂肪細胞は体温を上げる働きを持っているため、寒冷刺激を与えることで活性化します。

水を入れて凍らせたペットボトルを使って、褐色脂肪細胞が多く集まっている首回り、肩甲骨付近、脇の下を冷やしましょう。

また、入浴の際に、シャワーで温冷刺激を与えるのも効果的です。身体を温めることで血管が拡張し、低い温度のシャワーで肩甲骨周りや脇の下を冷やすことで血管が収縮するので、血流もよくなり、褐色脂肪細胞も活発化します。温かい水温のシャワー（四〇度程度）と低い温度のシャワー（二〇度程度）を三〇秒ごとに交互に肩甲骨周りや首元に当てましょう。

大人になるにつれて褐色脂肪細胞の数は減りますが、白色脂肪細胞が褐色脂肪細胞と似た働きを持つ細胞に変化することもわかっています。その変化した細胞は、「ベージュ細胞」と呼ばれます。いくつになっても、手遅れなんてことはありません。良いことづくめの褐色脂肪細胞です。しっかり活性化させて、元気はつらつ！　健康を手に入れましょう。

健康寿命を左右するロコモ対策

生命長寿ではなく、健康長寿が望まれる現代。
運動習慣をできるだけ早い時期からスタートさせることが大切です。

ロコモとは

「ロコモティブ」とは、移動能力があることを意味する言葉です。「ロコモティブシンドローム」とは、運動器の障害により、基本的な運動能力が低下している状態を指します。二〇〇七年に、日本整形外科学会によって新しく提唱された概念です。略称は「ロコモ」、和名は「運動器症候群」と言います。

運動器とは、骨、筋肉、関節、靭帯《じんたい》、腱、神経などで構成された、身体《からだ》を動かす組織や器官のことです。運動器機能が低下していくと、やがて、バランス能力、体力、移動能力なども衰え、立ったり歩いたりするための身体能力（移動機能）まで低下していきます。この状態がロコモです。適切に対処しなければ、運動器機能はさらに低下し、最悪の場合、寝たきり状態になる恐れもあります。

健康寿命とロコモの関係

超高齢社会を迎え、人生九〇年時代となったわが国では、単なる「生命長寿」ではなく、「健康長寿」が望まれています。健康寿命とは、健康で日常生活を送ることができる期間のことです。

日本は世界有数の長寿国として知られていますが、平均寿命と健康寿命の間には、男性で約九年、女性で約一二年の差があります。この差は、健康上の問題で日常生活が制限されていたり、何らかの助けを必要としているという意味です。

さらに悪化すれば、介護が必要になる可能性も高まります。健康寿命を延ばし、平均寿命と健康寿命の差を縮めるためには、要支援、要介護になる前からロコモ対策を取る必要があるのです。

厚生労働省二〇一九年国民生活基礎調査によると、要支援、要介護となった原因の上位は、次のとおりです。

一位　運動器障害（骨折、転倒、関節疾患、脊椎損傷）　二四・八％
二位　認知症　一七・六％
三位　脳血管疾患（脳卒中）　一六・一％
四位　高齢による衰弱　一二・八％

日常生活の中のあらゆる動作は、運動器の働きによって行われますが、加齢とともに身体のあちこちに不調があらわれ、運動器機能の衰えも進みます。

高齢者はロコモになりやすいのです。転倒して負傷したことをきっかけに寝たきりになったり、身体の痛みをかばううちに筋力が落ちて、介護が必要な状態になったり……。寝たきり状態になってしまう前に、できる対策をしっかり取っていきましょう。

自覚症状がなくても要注意

便利な移動手段の多い現代社会では、日常生活に支障がないと思っていても、ロコモになっているケースが多く見られます。また、高血圧などの生活習慣病のある人は、比較的若いころからロコモの原因となる病気にかかりやすいこともわかってきました。

すでにロコモである場合は、ロコモを進行させないことが重要です。いつまでも歩き続けるために、運動器を長持ちさせて健康寿命を延ばしましょう。

みんなで「ロコチェック」

ロコモは、自らの運動器の機能低下に気づき、進行を予防するための運動習慣をできるだけ早い時期からスタートさせることが大切です。「ロコモチャレンジ!推進協議会」のホームページでは、運動器の衰えを七つの項目でチェックできる「ロコチェック」が紹介されています。七つの項目はどれも、骨、関節、筋肉などの運動器が衰えているサインです。以下のチェック項目に一つでも当てはまったら要注意! トレーニングを始めて運動器の衰えを防ぎ、チェック項目ゼロを目指しましょう。

・片脚立ちで靴下がはけない
・家の中でつまずいたりすべったりする
・階段を上がるのに手すりが必要である
・家のやや重い仕事が困難である（掃除機の使用、布団の上げ下ろしなど）
・二キロ（一リットルの牛乳パック二個）程度の買い物をして持ち帰るのが困難である
・一五分くらい続けて歩くことができない
・横断歩道を青信号で渡りきれない

ロコモを予防するには普段の運動が大切ですが、日常的に身体を動かすことの少ない人がいきなり無理をすると、ケガのリスクも高くなります。ケガで運動できない間に、また運動器が衰え、さらにロコモが悪化するという悪循環に陥る恐れもあります。

身体を思いどおりに動かせる三〇～四〇代、遅くとも五〇歳になる前に、日々のトレーニングを習慣づけ、予防対策を開始したいですね。五〇歳を過ぎてからトレーニングを開始するなら、いきなり運動量を増やさず、以前ご紹介した、麦踏みエクササイズのような軽い運動から始めてください。麦踏みエクササイズのやり方や得られる効果については、第3章「麦踏みエクササイズで健康に」を見直しましょう。

うまく動かなくなって、やっと気づく運動器の衰え。運動機能を保ち、健康を手に入れるためには、何ごともコツコツ続けることです。

ロコモにならないために

身体《からだ》が思うように動かない。
動くのをやめる。さらに身体が動かなくなる……。
ロコモの怖さは、この悪循環なのです。

前回、ロコモが健康寿命に大きく関わっているというお話をしました。今回は、その対策について詳しく見ていきましょう。

ロコモの原因

ロコモの原因は、大きく分けて二つ。運動器の疾患と、加齢による運動器機能不全です。また、自覚のない病気が原因である可能性も考えられます。

六五歳を超えると、三人に一人が年に一回以上転倒するという統計があり、特に七五歳からは転倒回数が急激に上昇。それと同時に、足のつけ根の骨折

（大腿骨頸部《けいぶ》骨折）も増えていきます。

転倒の原因を見てみると、コードや段差につまずくなどの「偶発の環境要因」が三〇％ほど。身体虚弱による「歩行やバランス障害、筋力低下」が一七％ほどになっています。筋力低下やバランス障害などが原因で転倒し、骨折や外傷性脳出血を引き起こしてしまうのです。

●筋力の低下

加齢による筋力の低下と筋肉の萎縮は、特に下半身にあらわれやすく、高齢者の転倒事故を招きます。転倒に関係する歩行や身体機能は、上半身より下半身の筋力との関連性が高いと考えられます。

下半身の筋力を正確に測定するためには特殊な機械が必要ですが、簡便な測定方法もあります。実は、握力から下半身の筋力低下の度合いを調べることができるのです。男性の握力で二五キロ、女性の握力で二〇キロが筋力低下の目安になります。

また、高齢者でなくても、運動不足によって筋力が低下するケースもあります。年齢に関係なく、だれでもロコモになりうるのです。

●バランス感覚の低下

バランス感覚を保つには、「視覚」「三半規管」「筋力」という三要素の連携が重要です。視覚が衰えると明るさや明暗のコントラストを感じにくく、色や物の形がぼやけて、距離感をつかみづらくなります。平衡感覚は三半規管によって保たれていますが、この働きが衰えると、めまいやふらつきが起こるようになります。

平衡感覚の低下を招くのは、加齢と運動不足、そして脳の障害です。高齢者は、老眼や白内障などで視覚の低下が起こり、三半規管も衰えていきます。

年齢に関係なく、運動不足の人は、三要素の一つである筋力が低下してしまうので、視覚などに問題がなくても身体を支えてバランスを取ることが難しくなります。

そのほかに、脳、または脳につながる神経に問題が起きている場合、視覚からの情報をもとに発せられる脳からの指令が身体にうまく伝わらず、思いどおりに身体を動かせなくなるというケースもあります。

●骨、関節、筋肉に関わる病気

骨粗しょう症や変形性膝関節症、脊柱管狭窄症《せきちゅうかんきょうさくしょう》などの病気も、ロコモの原因になります。

ロコモの原因が脳の障害や病気のこともあります。その場合は、いくら運動不足を解消しても状態は改善されません。自分で気づいていない病気の症状があらわれている可能性もありますので、運動不足を解消しても改善が見られない場合は、医師の診察を受けましょう。

ロコモの予防策

加齢や運動不足だけでなく、食生活の極端な乱れもロコモの原因になります。今からできる予防をしっかり実践することが大切です。

●食生活の見直し

肥満体型の人は、腰や膝に負担がかかります。それが原因で関節などに障害が生じ、運動器機能が低下する恐れがあります。

また、ダイエットなどで低栄養の食生活を続けていると、骨密度や筋肉量の低下を招くことがあります。骨や筋肉をつくるために特に必要なのは、カルシウム、ビタミンD、ビタミンB、そしてタンパク質です。カルシウムは牛乳や乳製品、ビタミンDは魚類、ビタミンBはレバーやにんにく、タンパク質は肉類に豊富に含まれています。しかし、単にこれらをたくさん食べればよいというわけではありません。肥満を招かないためにも、ほかの栄養素とのバランスを考えて摂取する必要があります。

なるべく主菜と副菜を用意して、乳製品や果物を毎日食べるようにしましょう。炭水化物、脂質、タンパク質、ビタミン、ミネラルという五大栄養素をバランスよく摂取できる食生活を心がけてください。「バランスのよい食事」は当たり前のことと思われるかもしれませんが、運動器の機能を低下させないためにも重要なのです。

●関節への負担を避ける

歩くときはつま先に体重をかけず、足の裏全体で着地すると膝の負担を抑えられます。靴は、必ず自分の足に合うサイズや形状のものを選びましょう。

●適度な運動

ロコモの怖さは、「身体が思うように動かない」↓「動くのをやめる」↓「さらに身体が思いどおりに動かなくなる」という悪循環に陥りやすい点にあります。前回ご紹介した「ロコチェック」を行い、ロコモの症状に心当たりがあるようなら、すぐに生活習慣の改善や、前回お伝えした「麦踏みエクササイズ」を実践して、悪循環に陥る前に抜け出しましょう。

膝や腰などに痛みがある場合は、椅子に座った状態で「麦踏みエクササイズ」をしてください。椅子に浅めに腰かけて、つま先を正面に向けます。その状態でかかとを上げてつま先立ち、つま先を上げてかかと立ちを繰り返します。足の裏がしっかり床に着く高さの椅子を選びましょう。いつもお伝えしているとおり、コツコツ継続することがコツでしたね。

ただし、すでに膝や腰などに痛みがある場合は、無理をして急に運動量を増やすのは危険です。自分だけで判断せず、専門家に相談して適切な改善方法を指導してもらいましょう。

呼吸と健康

生命活動の源、呼吸。人間は一生の間に六～七億回の呼吸をするそうです。深く、ゆっくり呼吸をすると全身に新鮮な酸素が行き渡り、心身ともにリフレッシュできます。

私たちは普段、無意識に呼吸をしています。寝ているときも、活動しているときも、呼吸をしています。生きている間、絶え間なく続けられている呼吸数は、人間の場合、なんと六～七億回にもなるそうです。呼吸は、私たちが日々行う最も基本的な行為だからこそ、おろそかにしてしまいがちです。そこで、最終回の今回は呼吸をテーマに、健康と呼吸の関係についてお話しします。

浅い呼吸とは

よく「呼吸が浅い」と言いますが、これは呼吸の質と関係しています。呼吸が浅いというのは、呼吸の質が悪いということ。浅い呼吸とは、肩や胸だけで行っている呼吸のことです。浅い呼吸だと、肺の一部にしか酸素を届けることができず、血液中の酸素が不足していきます。また、深い正しい呼吸の場合、一分間の呼吸数は約一二～一八回ですが、浅い場合は、一分間に二〇回以上にもなります。

深い呼吸と浅い呼吸では、吸い込む空気の量にも違いがあります。深い正しい呼吸をすると、約五〇〇㎖の空気を吸い込むことができますが、浅い呼吸だと約二五〇㎖しか吸い込めません。さらに、吸った空気の一部が気道にとどまってしまうため、肺に取り込まれる空気の量は、正常な呼吸の三分の一以下になってしまうのです！

口ではなく、鼻で呼吸

人間は、鼻と口のどちらでも呼吸することができます。人間以外の動物は、鼻呼吸です。鼻には空気中のほこりを取り、乾燥した空気を適度に加湿して、喉や肺にとって刺激の少ない空気にする空気清浄機能と加湿機能が備わっています。

口は、もともと食事をするための器官で、空気を浄化する機能は持っていません。口呼吸をすると、乾燥した空気や冷たい空気を口からダイレクトに吸い込むことになるので、口の中や喉が乾燥してしまいます。また、細菌やウイルスが直接侵入してくるので、風邪などの感染症やアレルギーなどにもかかりやすくなってしまうのです。

口が開いたままの状態でいると、顔の筋肉は弱くなり、さらに口が開きやすくなってしまいます。顔もたるんでくるので美容にも影響しますし、いびきもかきやすくなります。最近は、マスク生活が続き、大人から子どもまで、口呼吸が増えているようです。ぜひ鼻呼吸を心がけましょう。

呼吸と感情の関係

私たちの呼吸は、緊張したり、不安を感じたりすると浅く、短くなり、眠っているときやリラックスしているときは、深く、ゆっくりになります。

二〇一六年の研究によって、脳幹の神経回路が、呼吸と脳の接続性について重要な役割を果たしていることが偶然発見されました。その神経回路は、呼吸のリズムによって調整されているのです。ゆっくり呼吸をすると回路の活動が低下し、速く呼吸をすると活発になることから、脳が持つ「呼吸のペースメーカー」と呼ばれています。

そして、その回路の活動状態が、感情にも影響を与えることがわかったのです。

呼吸によって血圧が整えられる

血圧測定で数値が高かったとき、「深呼吸して落ち着いてからもう一度測りましょう」と言われたことはありませんか。呼吸をゆっくりすることで、急激な血圧上昇に対して反射的に副交感神経の活動を優位にできるのです。そうすることで、交感神経活動を減少させる能力、すなわち「深呼吸によって免疫システムを強め、代謝を高める反射感受性」が高まるという研究報告があります。

普段から深呼吸を意識することで、血圧を安定させ、免疫力を高めることができます。代謝が高まることで、インスリン分泌がより効率的になり、血糖値が改善された症例も報告されています。

呼吸が浅くなる原因

呼吸が浅くなる原因はさまざまですが、おもな原因を挙げてみましょう。

猫背――肺の下にある横隔膜が伸び縮みすることで、肺を動かし、呼吸によって空気を体内に取り込みやすくしています。しかし、猫背だと横隔膜も肺も圧迫され、呼吸が浅くなってしまうのです。

ストレス――ストレスを感じると、交感神経が優位になって横隔膜が緊張状態になります。すると、横隔膜の柔軟性が失われて呼吸が浅くなってしまうのです。

口呼吸――口呼吸は楽に空気が吸えるため、浅い呼吸になりやすくなってしまいます。

呼吸筋の衰え――呼吸するための筋肉が衰えることで、しっかり空気を吸い込むことができなくなってしまいます。呼吸筋の衰えは、加齢や運動不足、姿勢の悪さなどが原因です。

深呼吸をするときのポイント

初めは仰向けで寝た状態でやってみるとよいでしょう。両手をおへその下に置いて、お腹の動きを確かめます。吸うことより吐くことを意識しましょう。

①まずは鼻からゆっくりと息を吐きます。身体《からだ》の中の空気をすべて外に出すつもりで、吐いていきます。お腹は段々引っ込んでいきます。

②鼻から深く息を吸います。下腹はだんだん膨らんでいきます。

これを繰り返しますが、吐く時間は吸う時間よりも長くなるようにしましょう。初めは一・五倍から二倍。慣れてきたら、息を吐く時間が吸う時間の四倍ぐらいになるように頑張りましょう。

深く、ゆっくり呼吸することで全身に新鮮な酸素が行き渡り、血行がよくなります。そして、心身ともにリフレッシュすることもできます。

深呼吸を日々の習慣にして、心も身体も元気にお過ごしください！

[著　者]
宇多川久美子（うだがわ くみこ）

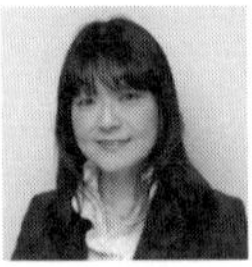

1959年、千葉県生まれ。明治薬科大学卒業。薬剤師・栄養学博士（米国AHCN大学）。一般社団法人国際感食協会代表理事。NPO法人統合医学健康増進会常務理事。医療の現場に身を置く中で薬漬けの治療法に疑問を感じ、薬に頼らない健康法を講演会やセミナー、雑誌などで発信している。『それでも薬剤師は薬を飲まない』（廣済堂出版健康人新書）、『薬で病気は治らない』（PHP文庫）、『薬は減らせる』（青春新書）、『図解ですぐわかる　血圧を下げるのに降圧剤はいらない』（河出書房新社）など著書多数。最新刊に、『「第三の脂肪」撃退！　糖尿病を不治の病にしない最強の方法』（河出書房新社）がある。

薬のいらないカラダのつくり方
免疫力を高めて健康長寿

2023年4月20日　初版第1刷　発行

著　者　宇多川久美子
発行者　稲田 豊
発行所　福音社
〒241-0802 横浜市旭区上川井町 1966 F30
045-489-4347（電話）045-489-4348（Fax）
印刷所　株式会社 平河工業社

ISBN 978-4-89222-562-8